いちばんやさしい
生理学

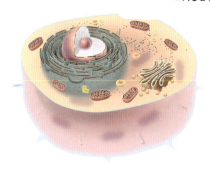

成美堂出版

はじめに

　生理学って、なんだかちょっと難しそうだな、と思う人が多いかもしれません。でも、けっしてそんなことはありません。生理学は私たちにとって最も身近な医科学です。なぜなら、生理学は、私たちが生きているために使っている「体」のはたらき＝機能について、そのしくみを解き明かしてくれるのです。「緊張すると心臓がドキドキするのはなんでだろう」「今、本を読んでいるけど、目が見えるしくみはどうなっているの」、自分の体のことをちょっと考えても、とっても多くの不思議にあふれています。

　たとえば、今、この本を読んでいる皆さんは自分の体に電気が流れていることをまったく意識していないと思いますが、じつはとても強い電気が流れているのです。そして、その電気は体の中に存在する、わずか数種類のイオン（電荷を帯びた原子）が細胞の中と外を出入りするだけで起きているのです（皆さんがまったく知らないうちに…）。どうしてそんなことが起きるのか、不思議に思いませんか？

　この本ではヒトの体のしくみについて最初の一歩から学びたいと思う医療系・生命科学系・栄養学系の大学・専門学校の学生さんをおもな対象にして、体の「はたらき」に重点をおいて解説するようにしました。まずは、ヒトの体のしくみがじつに巧妙であることに驚き、感動してもらいたいと思います。そこで本書では最初にそれぞれの体の役割について具体的に学んでもらい、最後に体全体を成り立たせている細胞や分子のことについて学ぶような構成にしてあります。

　健康なヒトの体のはたらきをきちんと知っておけば、うまくはたらかなくなってしまった状態＝「病気・病態」についても理解が進みます。いや、ヒトの体の正常なはたらきのしくみをちゃんと理解していない限り、病気に対して根本から対処することは不可能です。ヒトの体の正常なはたらきを知り、それを私たちの手で操る（はたらきを強めたり、弱めたりする）ことを可能にする手段のひとつが薬です。本書では生理学的な見方から薬について触れている点も、類書に例を見ない特徴になっています。

　さらに、本書では「はたらき」を知るための重要なキーワードについては赤字にして、すぐに目につくように工夫してあります。また、急速に進歩している医科学に関するトピックスや、体に関する身近な話題をコラムに取り上げており、コラムを通じて生理学の楽しさをさらに知ってもらいたいと思います。

　ヒトの体のしくみについて感動した皆さんが、生理学の奥深さを知って、より専門的な病態学、医療学、分子生物学、薬理学を学ぶ旅立ちのきっかけに本書がなれば、望外の喜びです。

南沢　享

目次

はじめに ………………………………………………………………………… 2
本書の使い方 …………………………………………………………………… 8

1章　生理学とは

生理学とは何を学ぶ学問か ………………………………………………… 10
生理学の歴史 ………………………………………………………………… 11
　　コラム●生理学には時間の流れが不可欠 ……………………………… 11
体を構成する器官 …………………………………………………………… 12
生理学からわかる病気の症状 ……………………………………………… 14

2章　栄養を取り込む（消化器系）

消化と吸収のしくみ ………………………………………………………… 18
　　コラム●食べなくても生きられる動物 ………………………………… 18
口腔・食道のはたらき ……………………………………………………… 20
胃のはたらき ………………………………………………………………… 22
　　コラム●世界初「胃カメラ」は日本人が開発 ………………………… 22
十二指腸のはたらき ………………………………………………………… 25
小腸のはたらき ……………………………………………………………… 26
大腸のはたらき ……………………………………………………………… 28
　　コラム●健康を支える腸内細菌 ………………………………………… 28
膵臓のはたらき ……………………………………………………………… 30
肝臓のはたらき ……………………………………………………………… 32
　　コラム●アルコールは分解されていったん毒になる？ ……………… 34
栄養素の種類と役割 ………………………………………………………… 36
　　コラム●飢餓に強い人類は肥満になりやすい？ ……………………… 36
ビタミン、ミネラルのはたらき …………………………………………… 38
炭水化物の代謝 ……………………………………………………………… 40
たんぱく質の代謝 …………………………………………………………… 42
　　コラム●魔法のクスリではないサプリメント ………………………… 42
脂質の代謝 …………………………………………………………………… 44
エネルギー代謝とATP ……………………………………………………… 46
　　コラム●メタボリック症候群（内臓脂肪症候群） …………………… 48
2章のまとめ ………………………………………………………………… 49

3章　エネルギーを引き出す（呼吸器系）

- 呼吸のしくみ ……………………………………………………………… 52
    - コラム●分圧とは ……………………………………………………… 53
- 呼吸に必要な器官 ………………………………………………………… 54
- 呼吸運動のしくみ ………………………………………………………… 56
- 呼吸の調節機能 …………………………………………………………… 58
    - コラム●過換気症候群 ………………………………………………… 59
- 3章のまとめ ……………………………………………………………… 60

4章　栄養や酸素をめぐらせる（循環器系）

- 循環器系の役割 …………………………………………………………… 62
- 血管の役割と構造 ………………………………………………………… 63
- 血圧と心臓 ………………………………………………………………… 67
- 心臓の役割と構造 ………………………………………………………… 68
- 心臓のポンプ作用 ………………………………………………………… 70
- 心臓の電気的興奮 ………………………………………………………… 72
- 心臓の機能不全 …………………………………………………………… 75
- 冠状動脈と冠循環 ………………………………………………………… 76
    - コラム●狭心症と心筋梗塞 …………………………………………… 77
- 特殊な循環 ………………………………………………………………… 78
- リンパ系のはたらき ……………………………………………………… 81
    - コラム●浮腫（むくみ）とは？ ……………………………………… 82
- 4章のまとめ ……………………………………………………………… 83

5章　体をめぐり、守る（血液・造血系）

- 血液のはたらきと成分 …………………………………………………… 86
- 血液がつくられるしくみ ………………………………………………… 87
    - コラム●エリスロポエチンを遺伝子組み換えでつくる …………… 90
- 赤血球のはたらき ………………………………………………………… 91
    - コラム●赤血球の寿命 ………………………………………………… 95
- 白血球のはたらき ………………………………………………………… 98
- 血小板のはたらき ………………………………………………………… 100
    - コラム●造血幹細胞を利用した治療 ………………………………… 102
- 5章のまとめ ……………………………………………………………… 103

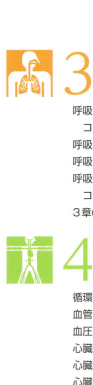

6章　不要なものを捨てる（腎・泌尿器系）

腎・泌尿器の役割……………………………………………… 106
　　コラム●水の出納…………………………………………… 107
イオン（電解質）バランス……………………………………… 108
　　コラム●人工透析の種類としくみ………………………… 109
腎臓の構造……………………………………………………… 110
尿をつくるしくみ……………………………………………… 111
腎臓に作用するホルモン……………………………………… 116
排尿のプロセス………………………………………………… 118
6章のまとめ…………………………………………………… 119

7章　体を動かす（筋・骨格系）

筋肉の種類とはたらき………………………………………… 122
筋肉の構造……………………………………………………… 123
筋肉が収縮するしくみ………………………………………… 125
　　コラム●死後硬直のしくみ……………………………… 126
筋肉への情報伝達……………………………………………… 127
骨のはたらきと形成…………………………………………… 129
骨の構造………………………………………………………… 131
皮膚のはたらきと構造………………………………………… 132
7章のまとめ…………………………………………………… 135

8章　情報をコントロールする（脳・神経系）

神経系の機能と分類…………………………………………… 138
ニューロンとシナプス………………………………………… 139
興奮の伝導のしくみ…………………………………………… 141
中枢神経の構成………………………………………………… 143
大脳のはたらき………………………………………………… 144
小脳と脳幹のはたらき………………………………………… 146
　　コラム●脳死と植物状態………………………………… 146
脊髄の構造……………………………………………………… 147
脳神経のはたらき……………………………………………… 149
脊髄神経のはたらき…………………………………………… 151
自律神経のはたらき…………………………………………… 152
8章のまとめ…………………………………………………… 155

9章 体のはたらきを調節する(内分泌系)

- ホルモンのはたらき……………………………………………………158
- 作用のしくみと分類……………………………………………………160
- ホルモン分泌の調節……………………………………………………162
  - コラム●概日リズム(サーカディアンリズム)………………………162
- 視床下部・下垂体ホルモン……………………………………………164
- 甲状腺ホルモン…………………………………………………………166
- 副甲状腺(上皮小体)ホルモン…………………………………………168
- 副腎皮質ホルモン………………………………………………………169
- 副腎髄質ホルモン………………………………………………………171
- 血糖を調節するホルモン………………………………………………173
  - コラム●インスリンとグレリンの発見………………………………173
- 性ホルモンのはたらき…………………………………………………175
  - コラム●脳内性ステロイドホルモン…………………………………175
- 男性ホルモンの作用……………………………………………………176
- 女性ホルモンの作用……………………………………………………177
- 9章のまとめ……………………………………………………………179

10章 子孫を残す(生殖器系)

- 精子と卵子の形成………………………………………………………182
  - コラム●妊娠中は気をつけて!………………………………………183
- 精子生成と射精のしくみ………………………………………………184
- 排卵と受精………………………………………………………………186
  - コラム●避妊法…………………………………………………………186
- 胎児の成長………………………………………………………………188
  - コラム●肺サーファクタント…………………………………………189
- 胎盤の構造と胎児循環…………………………………………………190
  - コラム●子宮の出口を塞ぐ、前置胎盤………………………………191
- 妊娠時の母体の変化……………………………………………………192
  - コラム●性ホルモンの作用期間と乳がんの関係……………………193
- 出産・授乳時のホルモン作用…………………………………………194
- 10章のまとめ……………………………………………………………195

11章　情報を受け取る（感覚系）

- 感覚のはたらきと種類 …………………………………………………… 198
- 視覚のしくみ …………………………………………………………… 199
- 聴覚のしくみ …………………………………………………………… 201
- 平衡感覚のしくみ ……………………………………………………… 203
- 嗅覚のしくみ …………………………………………………………… 205
- 味覚のしくみ …………………………………………………………… 207
- 痛覚・触覚などのしくみ ……………………………………………… 209
- 11章のまとめ …………………………………………………………… 211

12章　体を構成するもの（細胞生理学）

- 細胞の機能と構造 ……………………………………………………… 214
- 細胞膜の機能と構造 …………………………………………………… 216
  - コラム●細胞の種類の目印となる細胞表面マーカー ……………… 218
- 細胞膜の輸送システム ………………………………………………… 219
- 細胞分裂と細胞周期 …………………………………………………… 222
- 12章のまとめ …………………………………………………………… 224

13章　薬理学の基礎

- 薬はどこに作用するか ………………………………………………… 226
- 薬はどのように作用するか …………………………………………… 228
- 薬物の形態と投与ルート ……………………………………………… 229
- 薬の投与から排泄まで ………………………………………………… 230
- 薬の作用効果 …………………………………………………………… 235
  - コラム●耐性と依存 ………………………………………………… 236
- 創薬プロセス …………………………………………………………… 237
- よく使われる略語 ……………………………………………………… 238

- おわりに ………………………………………………………………… 240
- 索引 ……………………………………………………………………… 242

本書の使い方

　この本は、生理学を学び始めた方のために、生理学の基礎的な知識をやさしく解説しています。付属の赤シートを載せると重要な用語が消えるので、復習にも役立ちます。

＊本書は原則として2015年9月現在の情報にもとづいて編集しています。

章ごとのテーマカラー
体の機能ごとに章を立て、各章はテーマカラーで色分けしています。調べたい章にすぐたどりつくことができます。

項目ごとの構成
大きな見出しが必ずページの上部にあるので、検索しやすくなっています。

重要な用語
赤シートを載せると文字が見えなくなるので、暗記や復習のときに活用できます。

コラム
生理学の知識を踏まえて読むと「なるほど」とさらに興味をいだく情報を、コラムとして紹介しています。

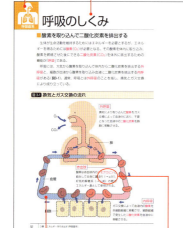

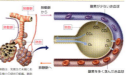

わかりやすい図版
文章を読んだだけではイメージしにくい内容を、簡潔な図版でわかりやすく解説します。

関連するページ
この用語の解説や、さらに理解を深める情報があるページを紹介します。

まとめのページ
2章から12章までの章末に、内容をコンパクトにまとめたページがあります。試験の前などに、さっと復習する際に役立ちます。

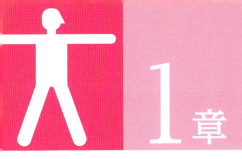

生理学とは

生理学とは何を学ぶ学問か ………………………………… 10
生理学の歴史 ………………………………………………… 11
　コラム●生理学には時間の流れが不可欠 ………… 11
体を構成する器官…………………………………………… 12
生理学からわかる病気の症状 ……………………………… 14

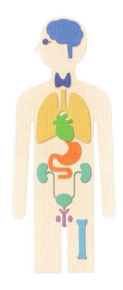

生理学とは何を学ぶ学問か

■解剖学と生理学の違いとは

　生理学とは何か、それは「我々が生存していくための機能、そのすべてを学ぶ学問である」といえる。つまり、生物が生きていくために必要な機能、日々欠かさず行われている機能のすべてが生理学の範疇に属する。

　生理学は、よく解剖学と並べて論じられる。なぜかというと、どちらも人体を学ぶうえで最初に必要となる基礎的学問であり、それは体の構造対機能として並列に学ぶべき存在であるからである。

　ただし、生理学と解剖学の違いは歴然としている。たとえば、その違いを飛行機と船に置き換えて考えてみよう。飛行機と船は形も機能もずいぶん違うが、遠くの場所へ「移動する」という目的は同じである。目的は同じなのに形が違うのには、何か理由があるはずである。それと同じことで、解剖という"形"だけの理解では、ヒトがどのように生きているのかまで理解することはできない。臓器がなぜこのように形づくられたのか、それは機能的にどのような理由からなのか、その意味を学ぶのが生理学であり、ヒトが生きている理由を知ることにつながるのである。

■ホメオスタシスが正常な体をつくる

　生理学を学ぶうえで不可欠な機能が、ホメオスタシスである。ホメオスタシスとは恒常性を表すことばで、本来は「homeo：類似の」と「stasis：状態」というギリシア語からつくられた、「変化しつつも安定化した定常的状態」を指すことばである。生物にとって、自分たちが過ごしやすい環境にいられることがいちばんよいのだが、環境には変化がともなうものである。たとえば気温が急に上昇したり、高地に赴いたら酸素が薄くなったりというときにはたらくのが、ホメオスタシスである。つまり、環境に変化があっても、体の中ではそれを一定にするために調整する力がはたらいている。ホメオスタシスのおかげで、ヒトは暑ければ発汗して熱を下げ、低酸素状態では赤血球を増加させて酸素供給量を増やすことが可能となる。

　このように、ホメオスタシスが正常に機能している状態が健康体であり、逆にホメオスタシスを逸脱した状態で起こるのが病気である。そのため、病気を理解するためには、大本となる正常な状態を理解しておく必要がある。それが生理学を学ぶ大きな理由である。

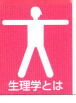

生理学の歴史

■生理学は分裂・融合を経て発展してきた

　そもそも生理学「physiology」とは、「自然学」という意味からきた生物学の一分科であり、自然科学の法則にもとづいた生命現象一般を扱う学問であった。歴史的にはそこから病理学、解剖学が分かれ、さらに生化学、薬理学が独立した。

　「physiology」ということばが使われ始めたとされるのは、16世紀に静脈内の弁を発見したイタリアのファブリキウスからといわれている。のちに弟子であるイギリスのハーベイは、血液循環説を唱えた。

　18世紀にイタリアのガルヴァーニが、カエルの脚に金属を接触させると痙攣することから生体電気の存在を明らかにし、その後イタリアのボルタが、生体電気は異種の金属接触により発生することを突き止め、ボルタ電池を発明した。

　19世紀には顕微鏡の発明により、細胞の機能を研究する学問がさかんに行われ、新たに細胞生理学が生まれた。細胞の研究が進むにつれ、細胞をさらに細分化して、分子を扱う分子生理学が発生した。

　現在では、生体の構造を分子レベルで解析する研究が進み、これまで分かれてきた生化学との境界は薄れてきたように思われる。また、測定技術の発展やコンピュータの出現により、新たな生命現象の研究がさかんに行われている。このように、生体機能の研究は多様化を遂げ進化している。生理学はすでに体系化された学問に新たな科学の進歩を取り入れて、統合生理学として臨床医学へつながる医科学教育の柱となっている。

生理学には時間の流れが不可欠

　生理学とは、体がどう機能するかを理解する学問である。そしてそこにはかならず時間の推移が存在しなければならない。なぜなら、時間が推移しないと何も変化しないからである。たとえば細胞のはたらきを調べる場合、1枚の写真だけを見ても、それが変化前なのか変化後なのかわからない。しかし、これが2枚の写真であれば変化が確認できる。2枚の写真の間には、目には見えない時間の推移があるからだ。

　時間の推移を必要としない解剖学とは、この点が大きく異なるといえる。解剖学を「静止画」とするなら、生理学は「動画」というイメージである。

生理学とは

体を構成する器官

　ヒトの臓器や器官は機能によって分類することができる。いずれも、外界の環境変化に応じて恒常性を保ち、生命や種を維持するためのものである。それぞれの機能は相互に関連し合い、ひとつの臓器が複数の機能をもつことも多い。

呼吸器系 → 3章

エネルギーを産出するのに必要な酸素を外界から取り込み、二酸化炭素を放出する。二酸化炭素の除去率を調節することで体内のpHを調節する。

循環器系 → 4章 / 血液・造血系 → 5章

血液を循環させ、酸素、二酸化炭素、栄養素、電解質、ホルモン、老廃物を運搬する。血液は外界からの異物に対して攻撃・防御する、免疫のはたらきもある。

消化器系 → 2章

外界から取り込んだ栄養素、水分、電解質を体内に吸収する。消化されなかった残りかすを体外へ排泄する。

腎・泌尿器系 → 6章

過剰な水分や老廃物、塩分、電解質を、血漿から除いて尿中へ排泄する。体内の水分量、電解質、pHなど、体内環境を調節する。

生殖器系 → 10章

精子や卵子をつくり、種を永続させる。

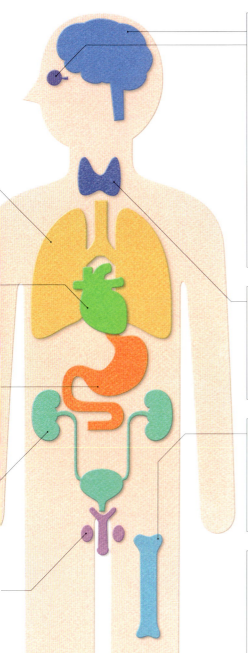

脳・神経系 → 8章 / 感覚系 → 11章

末梢の感覚器は外界や体内からの刺激情報を受け取り、中枢神経に送る（求心性）。中枢ではその情報を処理して、末梢の筋や内臓に指令を出す（遠心性）。
皮膚は感覚器でもあるが、外界からの異物侵入を防ぐ障壁としても機能する。汗腺と皮膚血流の調節は体温調節に重要である。

内分泌系 → 9章

生体内外の環境の変化に応じて、代謝やイオンバランスなどを継続的に調節するため、血中にホルモンを分泌する。

筋・骨格系 → 7章

体を支持し、運動を可能にする。筋収縮は熱を発生させるため、体温調節に重要。また骨はカルシウムの貯蔵庫であり、血球を産出する。

細胞 → 12章

すべての器官の基本となる構造である。細胞のうち約70％は水で、水以外の物質としては、たんぱく質、核酸、糖質、脂質などが含まれる。

生理学からわかる病気の症状

■症候から病態が見える

　ホメオスタシスが正常に機能しなくなった状態、つまり病気になった（または体調がすぐれない）状態では、さまざまな機能的変化が起きている。このような機能的変化を自覚したものを症候とよぶ。症候は病気への生体反応が強調されたものと考えられ、ここから病態の原因の推測が可能である。

■動悸

　心拍動の変化を、自律神経の求心性線維が感じ取ることで自覚するのが動悸である。心臓の収縮力の亢進や、感覚神経の感受性の亢進などで生じる。病的な動悸の原因としては心疾患が多い。

〈想定される疾患の例〉

- 心房細動…心房の電気的興奮が不規則で非常に速くなる（1分間に300回以上）。心臓弁膜症や高血圧などの基礎疾患が原因となることが多いが、とくに原因が見あたらない場合もある。
- 甲状腺機能亢進症（→p.167）…甲状腺ホルモンの分泌が過剰になることで、交感神経が刺激され心拍数が増加する。
- 貧血…血液中のヘモグロビン濃度（Hb）が基準値より低下した状態。原因はさまざまだが、鉄欠乏性貧血が多い。酸素運搬能が低下するため、それを補うために心拍出量や心拍数が増加する。

■呼吸困難

　息切れや息苦しさなどをともなう状態。または異常な呼吸音を呈するなど呼吸が不快に感じる状態。肺や気道、循環器に生じた障害により起こる。

〈想定される疾患の例〉

- 気管支喘息発作…気道の慢性的な炎症により、気道粘膜が刺激に対して過敏な状態になり、気道が収縮する。
- 慢性閉塞性肺疾患（COPD）…タバコの煙などを長期的に吸入することで気道が狭窄したり肺胞に病変が生じたりすることが原因。
- 急性肺血栓塞栓症…深部静脈の血栓が肺静脈を塞ぎ、血流が滞ることで起こる。航空機などの乗り物に長時間乗ることが原因で起こるものを、エコノミークラス症候群ともいう。
- 心不全（→p.75）…疾患名ではなく、心筋症や虚血性心疾患などの疾患

によって現れる病態。とくに左心不全では肺静脈圧が上昇して肺鬱血・肺水腫が生じ、起座呼吸（横になると息苦しく、座位で楽になる）となる。

■胸痛

おもに胸郭で起こる痛みと、胸郭内の臓器（心臓、肺）によって起こるものに区別される。

〈想定される疾患の例〉
- 不安定狭心症（→p.77）…動脈硬化によってプラークができ、冠状動脈に血流障害が起こることによって胸痛などの症状が出る。
- 解離性大動脈瘤（急性大動脈解離）…大動脈壁の内膜（→p.63）に亀裂が生じ、そこから流出した血液によって中膜が内外2層に解離する。血管壁の解離が生じた部分によって、突然の胸痛・背部痛が起こる。
- 胸膜炎…細菌の感染やがんの浸潤などにより、胸膜に炎症が起きた状態。壁側胸膜の感覚神経が刺激され、局所的な痛みを感じる。

■頭痛

脳そのものに痛覚受容体は存在しない。頭痛を発症する原因として多いのは血管や神経で、拡張や伸展などにより痛みを生じる。明らかな器質的原因が見られるかそうでないかで、一次性頭痛と二次性頭痛に区別される。

〈想定される疾患の例〉
- 片頭痛…炎症性物質が放出され、さらに頭蓋内の血管が拡張することで痛みを感じるという説がある。
- くも膜下出血…脳動脈瘤などの破裂により、くも膜下腔に出血が起こって髄膜が刺激され、激しい痛みを感じる。
- 髄膜炎…ウイルスや細菌の感染により髄膜が炎症を起こし、痛みを感じる。

■意識障害

覚醒状態を維持する脳幹に障害が起こり、外界からの刺激に対する反応や自発的活動が低下した状態。清明度は傾眠（半眠半覚醒）、昏迷（意識はないが外的刺激に反応する）、昏睡（外的刺激に反応しない）に分けられる。

〈想定される疾患の例〉
- 脳梗塞…脳の動脈の一部が閉塞して血流障害が起き、脳に酸素や栄養が供給されないことにより、意識障害などの神経症候が起きる。
- 薬物中毒…中枢神経に対する麻酔作用による。
- 糖尿病性昏睡…インスリン不足によりグルコースが利用できず、代わり

に脂肪やたんぱく質が分解されることでケトン体という代謝物が産出される。ケトン体は酸性の物質であるため体内が酸性に傾き(ケトアシドーシス)、酸塩基平衡(→p.59)が崩れて意識障害となる。

■めまい

周囲も自分も静止しているにもかかわらず、くらくらと回るような感覚を起こす。真性と仮性で区別され、真性は内耳の前庭器官、前庭神経、脳幹の前庭神経核などに起こった障害により、平衡感覚が乱れた状態である。仮性は内耳に疾患がある場合や、心因性でも起こる。

〈想定される疾患の例〉
- **良性発作性頭位めまい**…前庭器官の耳石器にある耳石がはがれて、半規管に入ってしまうことで平衡感覚が混乱する。
- **前庭神経炎**…ウイルス感染による炎症などで片側の前庭神経が障害され、平衡感覚に不均衡が生じる。
- **延髄外側部の脳梗塞(ワレンベルク症候群)**…椎骨動脈の閉塞によって延髄外側部が障害を受ける。ここには聴神経からつながる前庭神経核などが通るため、回転性のめまいなど多様な症状が出る。
- **心因性めまい**…器質的な原因が見られず、精神的なストレスなどにより、自律神経の機能が低下することで引き起こされると考えられるめまい。

■浮腫(むくみ)

血液中の水分が皮下にしみ出して異常に増加し、腫れた状態。毛細血管圧の上昇や、膠質浸透圧(血管内の血漿たんぱくが血管外から水を引き入れようとする力)の減少、毛細血管壁の透過性亢進、リンパ管閉塞などによる。

〈想定される疾患の例〉
- **心不全(→p.75)**…心臓が末梢組織まで十分な量の血液を送り出せなくなり、静脈血が鬱滞して浮腫を引き起こす。
- **ネフローゼ症候群**…腎臓の糸球体の濾過能力が低下することにより、血液中のたんぱく質が尿中に漏れ出し、膠質浸透圧が低下する。腎臓自体に原因がある場合と、糖尿病などの疾患が原因の場合がある。
- **関節リウマチ**…自己免疫疾患のひとつで、関節の滑膜細胞が炎症を起こして増殖し、炎症性サイトカインが産出される。それによって毛細血管圧が上昇することが浮腫の原因となる。
- **卵巣がん、乳がん**…がんによるリンパ管の塞栓や、リンパ節郭清手術によりリンパの流れが滞ることで起こる。

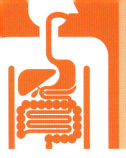

2章

栄養を取り込む（消化器系）

消化と吸収のしくみ……………………18
　コラム●食べなくても生きられる動物…………18
口腔・食道のはたらき…………………20
胃のはたらき……………………………22
　コラム●世界初「胃カメラ」は日本人が開発………22
十二指腸のはたらき……………………25
小腸のはたらき…………………………26
大腸のはたらき…………………………28
　コラム●健康を支える腸内細菌……………………28
膵臓のはたらき…………………………30
肝臓のはたらき…………………………32
　コラム●アルコールは分解されていったん毒になる？……34
栄養素の種類と役割……………………36
　コラム●飢餓に強い人類は肥満になりやすい？………36
ビタミン、ミネラルのはたらき………38
炭水化物の代謝…………………………40
たんぱく質の代謝………………………42
　コラム●魔法のクスリではないサプリメント……42
脂質の代謝………………………………44
エネルギー代謝とATP…………………46
　コラム●メタボリック症候群（内臓脂肪症候群）………48
2章のまとめ……………………………49

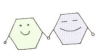

消化と吸収のしくみ

■消化とは、食物をより小さくする作業

　私たちが毎日食べている食物には、さまざまな栄養素が含まれている。これらの栄養素は体に取り込まれて、私たちが活動したり、体内の傷んだ細胞を修復したりするためのエネルギー源となる。

　しかし、この栄養素は、口から入ったままの形では細胞に取り込んでエネルギー（ATP）をつくることができない。もっと小さく、単純なグルコースや脂肪酸など低分子にまで変換させる必要がある。この変換作業が消化である。

　消化には機械的消化と化学的消化があり、機械的消化では、消化管の筋肉運動によってかむ・すりつぶす・消化液と混ぜ合わせるなどを行う。また化学的消化では、各臓器（唾液腺、胃、肝臓、胆嚢、膵臓）から分泌された消化液によって栄養素を化学的に分解し、吸収されやすい形にする。これらにより、栄養素は低分子に分解され、小腸の粘膜から吸収され血液へ取り込まれる。

■吸収→排泄までの道のり

　食物は、口から入って肛門から排出されるまでに、約9mもの長い1本の管（口腔→咽頭→食道→胃→小腸→大腸→肛門）を通る。これらを消化管という。

　食物は、口腔で咀嚼により「かむ・唾液と混ぜる」という機械的消化が行われ、その後胃で2～4時間かけて消化が進む。そして十二指腸と小腸でもっとも重要な消化吸収が行われ、残った不消化物が大腸へ運ばれる。ここではおもに水分が吸収され、残ったものが便として排泄される。

食べなくても生きられる動物

　動物が活動エネルギーのもととなるATP（→p.46）を産出するためには、食物を消化吸収し、有機物を得なければならない。しかし最近、光合成を行うウミウシ（エリシア・クロロティカ）が発見された。藻を食べてその葉緑体を体内に組み込み、なんと光合成だけで1年近く生きられるという。脊椎動物ではこのような例は見つかっていないが、ヒトも光合成ができれば、食糧問題は解決するかもしれない。

図 2-1 消化器系の消化と吸収

消化管は体内にあるように見えるが、じつは外界とつながるひと続きの空間である。各臓器から分泌される消化液によって、食物は小さな分子レベル(低分子)に分解される。

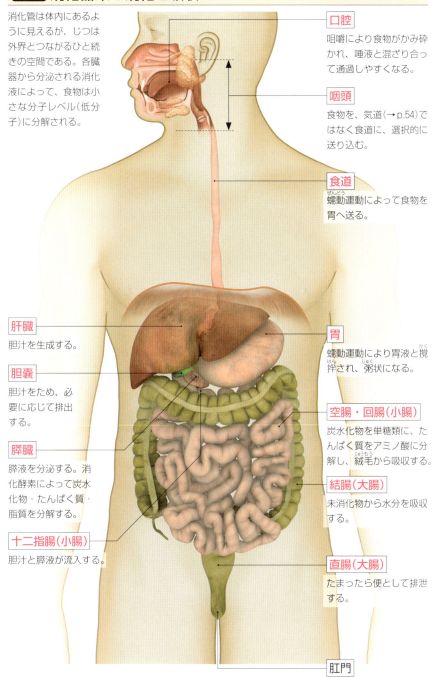

口腔
咀嚼により食物がかみ砕かれ、唾液と混ざり合って通過しやすくなる。

咽頭
食物を、気道(→p.54)ではなく食道に、選択的に送り込む。

食道
蠕動運動によって食物を胃へ送る。

胃
蠕動運動により胃液と撹拌され、粥状になる。

空腸・回腸(小腸)
炭水化物を単糖類に、たんぱく質をアミノ酸に分解し、絨毛から吸収する。

結腸(大腸)
未消化物から水分を吸収する。

直腸(大腸)
たまったら便として排泄する。

肛門

肝臓
胆汁を生成する。

胆嚢
胆汁をため、必要に応じて排出する。

膵臓
膵液を分泌する。消化酵素によって炭水化物・たんぱく質・脂質を分解する。

十二指腸(小腸)
胆汁と膵液が流入する。

口腔・食道のはたらき

■口腔での消化は「砕く・混ぜる」

　口に入った食物は、歯によってかみ砕かれ、唾液と混ざり合って消化を助け、飲み込みやすくなる。この行為を咀嚼という。

　唾液は、耳下腺、舌下腺、顎下腺という3つの大唾液腺から分泌される（図2-2）。そのうち、粘液性の唾液を出すのが顎下腺と舌下腺、漿液性（サラサラとした）の唾液を出すのが耳下腺である。

　粘液性の唾液にはムチンという糖たんぱくが多く含まれ、食物を飲み込みやすくしている。漿液性の唾液にはアミラーゼが多く含まれており、デンプン質を分解しマルトース（麦芽糖）に変換する（→p.41）。殺菌作用のあるリゾチームも含まれている。

　唾液の分泌は、咀嚼が多いとより活発になるため、よくかめばかむほど飲み込みやすくなり、消化を助けることにつながる。

図2-2 口腔・咽頭・喉頭の構造と唾液腺

咽頭には、食物と空気の両方が通る。喉頭の入口には喉頭蓋があり、食物を飲み込むときだけ喉頭をふさぎ、気管に入らないようにする。

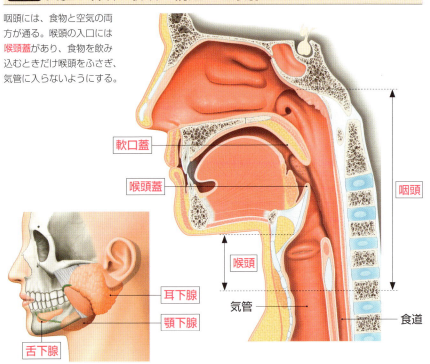

■嚥下のしくみ

口腔内で咀嚼された食物は、飲み込まれて胃へ運ばれる。この「飲み込む」ことを嚥下という。

嚥下は、口腔相、咽頭相、食道相の3段階で行われる（図2-3）。随意運動なのは口腔相の嚥下だけで、あとは不随意運動により自動的に食道へ食物が送られる（嚥下反射）。

> **随意運動**
> 意志に応じて動かしたり止めたりできる運動
>
> **不随意運動**
> 意志では動かしたり止めたりができない運動。反射運動

図2-3 嚥下の過程

❶口腔相

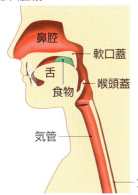

咀嚼して食物が飲み込める大きさになると、随意運動で意識的に飲み込む。
鼻腔から気道への道はまだ開いている。

❷咽頭相

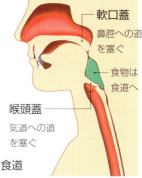

食物が鼻腔や気道に入らないよう、不随意運動で喉頭蓋と軟口蓋が閉じる（嚥下反射）。食物が誤って気管に入ると誤嚥となる。

❸食道相

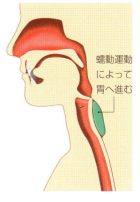

食物が途中で止まらないよう、食道の蠕動運動によって食物を胃まで送る。

■食道の役割

食道は25cmほどの筋層の管で、咽頭から胃までをつないでいる。蠕動運動によって、食物が止まらないように胃まで送る。

食道には、食道入口部、気管・大動脈交叉部、食道裂孔部の3か所の生理的狭窄部があり、胃から食道への逆流を防いでいる。とくに、胃との接合部である食道裂孔部においては、食道下部括約筋が緩んで胃内容物が逆流すると、胃酸によって食道の粘膜が刺激され、胃食道逆流症（GERD）の誘因となる。

胃のはたらき

■食物を貯蔵する、消化する

　胃の役割というと、「食物の消化」をいちばんに連想するかもしれないが、じつは、消化の重要な部分は小腸で行われている。胃は、小腸で本格的な消化吸収を行う前の「準備待合室」的な役割である。

　胃の容量は、標準的な人で約**1.5L**ほどである。食道から食物が近づいてくると、**噴門**という胃の入口が開き、食物が中へ侵入する。すると、その刺激によって粘膜から胃液が分泌され、筋層は**蠕動運動**を起こす。これによって食物と胃液が混ざり合い、撹拌されて粥状になる（**図2-4**）。粥状になった食物は、小腸で消化吸収がしやすいように少量ずつ**幽門**から十二指腸へと送られる。

図2-4 胃の蠕動運動

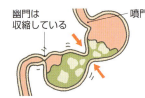

①胃に入った食物は、筋層の収縮（蠕動波）により胃底部から胃体部へと送られる。

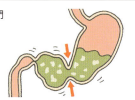

②蠕動運動は幽門で押し戻され、食物はさらに胃液と混ざり、粉砕されて粥状となる。

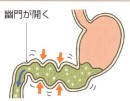

③消化が進むと幽門が開き、少量ずつ十二指腸へと送られる。

世界初「胃カメラ」は日本人が開発

　「人体の内部を見たい」という思いは、かねてから世界中の医師の夢であった。19世紀には世界各国で胃腸や膀胱などの観察が始まったが、現在の内視鏡の原型となる「胃カメラ」を完成させたのは、1950年、オリンパス光学工業の技師と東大医学部附属病院の医師であった。

　当時使われていた「胃鏡」とよばれる観察器具は、金属製でかたく、弯曲した胃や腸の観察は難しかった。そこで、管の部分に柔らかい塩化ビニールを使用し、超小型のレンズとフィルム、広範囲を照らせる小型電球を開発して、先端に内蔵した。これが世界初の内視鏡である。

　現在、脳にまでも使用されるようになった内視鏡は、登場以来めざましく進化した。検査・診断にとどまらず、処置や治療分野でも幅広く活躍している。

■胃腺の種類

　胃の粘膜には、胃小窩という小さな孔が無数に開いている。胃小窩には胃腺があり、ここから胃液が分泌される（図2-5）。胃液の分泌量は、1回の食事で約0.5L、1日にして約2Lである。

　胃腺には噴門腺、胃底腺、幽門腺の3種類がある（図2-6）。それぞれ存在する場所が決まっており、分泌する胃液の成分も異なる。そのため、手術などで胃を切除すると、その部分の胃腺の担う消化吸収機能が低下して、さまざまな障害が起こる場合がある。

図2-6 胃腺の分布

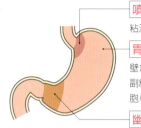

噴門腺
粘液細胞

胃底腺
壁細胞、主細胞、副細胞、内分泌細胞（ECL細胞）

幽門腺
粘液細胞、内分泌細胞（G細胞→p.24、D細胞）

図2-5 胃小窩と胃腺の構造

胃底腺は、胃の3分の2を占める胃体部および胃底部に多数分布する。

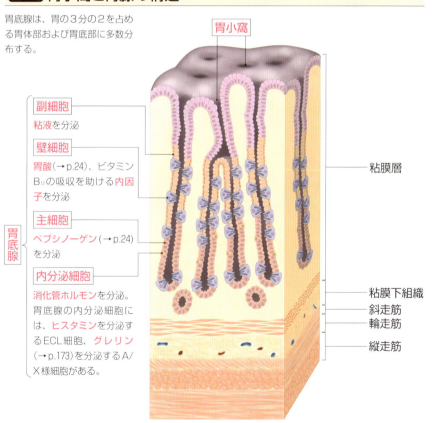

副細胞
粘液を分泌

壁細胞
胃酸（→p.24）、ビタミンB_{12}の吸収を助ける内因子を分泌

主細胞
ペプシノーゲン（→p.24）を分泌

内分泌細胞
消化管ホルモンを分泌。胃底腺の内分泌細胞には、ヒスタミンを分泌するECL細胞、グレリン（→p.173）を分泌するA/X様細胞がある。

（胃底腺）

粘膜層
粘膜下組織
斜走筋
輪走筋
縦走筋

■胃液の３つの成分と分泌

胃液のおもな成分は、胃酸、ペプシノーゲン、粘液の３つである。

胃酸はpH１～２の強い酸性で、食物と一緒に入ってきた細菌を殺菌し、消化中の食物の腐敗を防ぐ。胃酸は、迷走神経の副交感神経終末から放出されるアセチルコリン（→p.154）や、幽門腺のＧ細胞から放出されるガストリンによって、分泌が促進される。ガストリンはさらにECL細胞（→p.23）を刺激し、ヒスタミンを分泌させる。ヒスタミンもまた胃酸の分泌を促進する。

ペプシノーゲンは、胃酸によりペプシンという消化酵素に変化し、たんぱく質を分解してポリペプチドにする。

粘液は胃粘膜表面を覆って保護し、強力な胃酸から粘膜を守る。

胃液の分泌は、食物摂取に関する刺激を受けて起こる（図2-7）。その分泌機序には、頭相、胃相、腸相という３つのパターンがあり、消化管ホルモンの連携によって調節されている。

図2-7 胃液分泌調整のしくみ

● 頭相 ―食物を思い浮かべるだけでも起こる

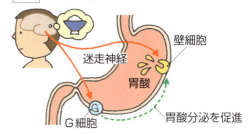

① 食物を想像する、またはにおいをかぐ。
② 脳の食欲中枢が刺激を受け、迷走神経が胃底腺の壁細胞と幽門腺のＧ細胞を刺激する。
③ 壁細胞が刺激を受け、胃液が分泌される。Ｇ細胞から分泌されたガストリンも胃液分泌を促進する。

● 胃相 ―実際に食物が胃に入ってきて起こる

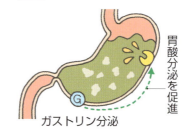

① 胃に食物が入る。
② Ｇ細胞から分泌されたガストリンと、胃の伸展による刺激で壁細胞から胃液が大量に分泌される。

● 腸相 ―食物が腸に入ってきてから起こる

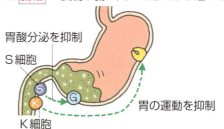

① 食物が十二指腸に到達する。
② 十二指腸のＳ細胞からセクレチン、Ｋ細胞から胃抑制ペプチドが分泌。ガストリンの分泌と胃液分泌を抑制する。

十二指腸のはたらき

■膵液による消化を行う場所

　十二指腸は小腸の一部だが、機能の面で空腸や回腸と区別されることが多い。十二指腸のはたらきでもっとも重要なのは、**膵液**(→p.30)による消化だ。十二指腸の中ほどにある2つの乳頭(**大・小十二指腸乳頭**)からは、**膵液**と**胆汁**が流れ込んでいる(図2-8)。

　食物が十二指腸に入ると、十二指腸壁の**S細胞**が食物の酸によって刺激され、**セクレチン**という消化管ホルモンを分泌する。**セクレチン**が膵臓にはたらいて、膵液が十二指腸に流入する。

　膵液には多様な消化酵素が含まれており、炭水化物・たんぱく質・脂質の三大栄養素を消化することができる。また、膵液はアルカリ性で、胃による食物の強い酸性を中和する。

　胆汁の流入は、食物に含まれる脂肪酸が十二指腸壁の**I細胞**を刺激して**コレシストキニン**という消化管ホルモンを分泌し、胆嚢を収縮させることによって起こる。胆汁に消化酵素は含まれておらず、膵液による脂肪の分解を助けるはたらきをする。

図2-8 十二指腸の構造

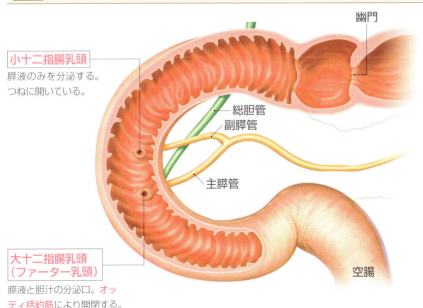

小十二指腸乳頭
膵液のみを分泌する。
つねに開いている。

幽門
総胆管
副膵管
主膵管
空腸

大十二指腸乳頭
(ファーター乳頭)
膵液と胆汁の分泌口。**オッディ括約筋**により開閉する。

小腸のはたらき

■絨毛・微絨毛で表面積が格段にアップ

　十二指腸に続くのが、空腸、回腸とよばれる小腸である。小腸では、運動による機械的消化（図2-9）と、膵液（→p.30）に含まれる消化酵素によって化学的消化が行われ、食物は小腸上皮細胞の細胞膜上でさらに小さく分解されて吸収される（膜消化）。

　小腸は筋肉（平滑筋）が発達しており、活発な運動（分節運動・振子運動・蠕動運動）により機械的消化を行う。

　空腸の内側は輪状ひだという盛り上がった構造になっており、そのひだは絨毛でびっしりと覆われている（図2-10）。絨毛の表面にある小腸上皮細胞には、さらに細かい微絨毛がついている（図2-11）。これらによって小腸の表面積は約30倍になり、その総表面積は200㎡といわれている。

■栄養素を即座に吸収する「膜消化」

　小腸の表面積が広い理由は、小腸では膜消化（終末消化）という、粘膜上による消化吸収が行われるためである。表面積が広ければ、それだけ消化吸収する量が増やせることになる。小腸では糖質・たんぱく質・脂質の消化と吸収（→p.40-45）が行われるほか、水やビタミン、ミネラルも吸収される。

図2-9 小腸の運動

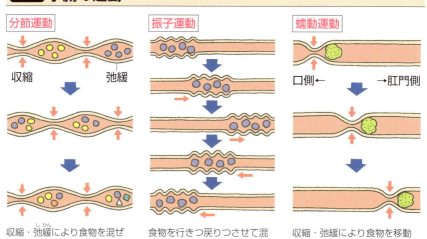

分節運動
収縮・弛緩により食物を混ぜ合わせる

振子運動
食物を行きつ戻りつさせて混ぜ合わせる

蠕動運動
収縮・弛緩により食物を移動させる

図2-10 小腸の断面

空腸と異なり、回腸の粘膜下にはリンパ小節というリンパ組織の集まりがある。とくに回腸下部に多く、免疫器官として細菌やウイルスを排除する。

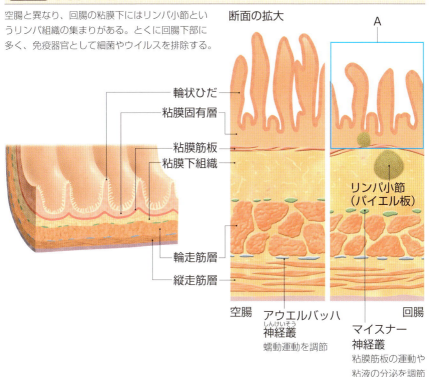

図2-11 絨毛・微絨毛の構造

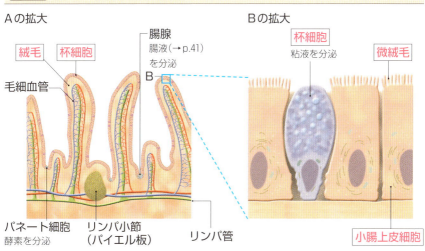

大腸のはたらき

■大腸は便をつくるのが仕事

　大腸では、消化吸収の終わった食物の残りかすから水分を抜き取り、便にする作業が行われる。回腸から流れてきた食物は、既に栄養分がほとんど吸収された状態になっている。これを蠕動運動や分節運動(→p.26)などによって混ぜ合わせる過程で、腸壁から水分が吸収され、徐々に進行しながら固形物へと変化していく。

　健康な人の場合、便の75%は水分で、それ以上の水分を含むと下痢とよばれる。内容物の内訳は、水分以外の1/3が食物繊維などの食物の残りかす、1/3が腸内細菌、残りの1/3が腸壁からはがれた上皮細胞である。

図2-12 大腸の構造

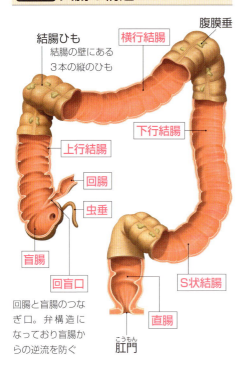

結腸ひも：結腸の壁にある3本の縦のひも
横行結腸
腹膜垂
下行結腸
上行結腸
回腸
虫垂
盲腸
回盲口：回腸と盲腸のつなぎ口。弁構造になっており盲腸からの逆流を防ぐ
S状結腸
直腸
肛門

健康を支える腸内細菌

　大腸には約300種類の腸内細菌がすみついており、腸内細菌叢(腸内フローラ)とよばれる。細菌叢の構成はひとりひとり異なり、食生活や加齢などによっても変化するとされる。近年では免疫力との関係が注目されている。

　日本では2014年から、難治性の大腸炎の患者の腸内に健康な人の便を移植する「糞便移植療法」の臨床試験が始まった。提供された便を生理食塩水に溶かし、濾過して腸内に注入することで患者の腸内細菌叢のバランスを整え、下痢などの症状を抑えることがねらいだ。抗生物質での完治が難しい腸炎や潰瘍性大腸炎などに対し、一定の効果があると報告されている。

■排便のメカニズム

　直腸の役割は、便をある程度の量までためておき、まとめて排泄することにある。

　肛門には自分の意志でコントロールできる**外肛門括約筋**と、コントロールできない**内肛門括約筋**がある。直腸にある程度の量の便がたまると、直腸壁から脊髄の**仙髄**へ情報が送られ、まずは**内肛門括約筋**が開く。次に仙髄から脳に「便がたまった」という情報が届けられる。すると便意が起こるわけだが、このとき排便できない状況にあると、**外肛門括約筋**を自らの意志で閉めて便意を我慢する。排便できる状況であれば**外肛門括約筋**を開き、排便するというしくみだ（図2-13）。

　食事をすると、**胃結腸反射**（胃に食物が入ると大腸の運動が亢進する反射）によって直腸に便が一気に送られる。食後に便意を催すことが多いのはこのためで、とくに胃が空になっている朝食後に顕著に現れる。

図2-13 排便のメカニズム

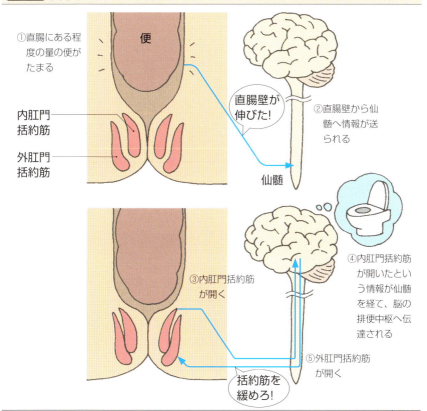

膵臓のはたらき

■外分泌腺：消化酵素、アルカリ性の膵液を分泌する

膵臓には、**外分泌腺**と**内分泌腺**という、2つの重要な分泌腺がある。

外分泌腺では、消化においてもっとも重要である**膵液**を**腺房細胞**から分泌している（**図2-15**）。膵液に含まれる消化酵素には、炭水化物・たんぱく質・脂質の三大栄養素を分解する役割がある。また、膵液は重炭酸イオン（HCO_3^-）を含んだアルカリ性で、胃酸で強力な酸性となった食物を中和し、腸壁を酸から守る役割もある。

膵液は不活性なまま分泌され、十二指腸で胆汁や酵素と混ざり合うことではじめて活性化する。強力な消化酵素であるにもかかわらず、膵臓自身が消化されないのは、このしくみによるものである。

●膵液の消化酵素と分解

	炭水化物	たんぱく質		脂肪
消化酵素	アミラーゼ	トリプシン	キモトリプシン	リパーゼ
分解	でんぷん→オリゴ糖へ	ポリペプチド→オリゴペプチドへ		トリグリセリド→脂肪酸、モノグリセリドへ

図2-14 膵臓の構造

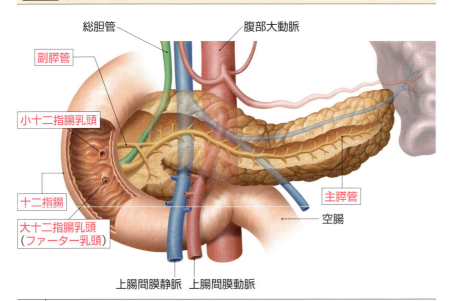

■内分泌腺：インスリンなどを分泌する

　膵臓は、そのほとんどが膵液をつくるための腺房細胞で占められているが、その中にインスリンなどを分泌するための細胞が集まって、まるで孤島のように点在している。これをランゲルハンス島（膵島）という。ランゲルハンス島にはA（α）細胞、B（β）細胞、D（δ）細胞があり、A細胞からは血糖値を上げる作用のあるグルカゴンが産生される（図2-15）。B細胞からは、体内で唯一血糖値を下げるはたらきのあるホルモン、インスリンが分泌される。このインスリンによる血糖値のコントロールがうまくいかなくなると、血糖値が高い状態が続き、糖尿病となる。D細胞からはソマトスタチンが分泌される。ソマトスタチンには、インスリンとグルカゴンのバランスをコントロールする役割がある（→p.173-174）。

図2-15 膵臓の外分泌腺と内分泌腺

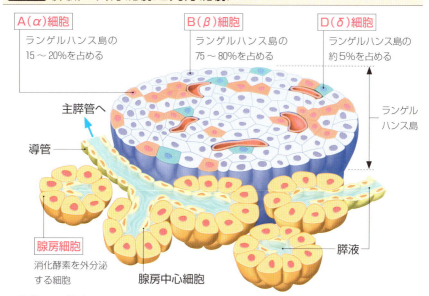

●膵臓から分泌されるホルモンの作用

	分泌されるホルモン	はたらき
A細胞	グルカゴン	肝臓に作用し、グリコーゲンを分解させる →グルコースが血液中に放出され、血糖値が上昇
B細胞	インスリン	・筋細胞や脂肪細胞へのグルコース取り込みを促進 　→血糖値が下がる ・グリコーゲンの合成を促進　など
D細胞	ソマトスタチン	・インスリンやグルカゴンの分泌を抑制

肝臓のはたらき

■肝臓のおもな4つの役割

肝臓の仕事は500ほどもあるといわれるが、重要なものを大きく分けると、次の4つがあげられる（図2-16）。

代謝：血液とともに門脈を通って運ばれた栄養素を分解し、グリコーゲン、血漿たんぱく質（おもにアルブミン）、脂質などを合成する。

解毒：薬物やアルコール、たんぱく質が分解されたときにできるアンモニアなど、体に害をなすものを解毒・分解し、体外へ排出する。

貯蔵：代謝によって生成した栄養素を貯蔵し、必要なときに使えるようにする。

胆汁の生成：胆汁は脂肪の分解に欠かせない消化液である。脂肪を乳化し、膵液に含まれるリパーゼと反応しやすくする。

図2-16 肝臓のおもなはたらき

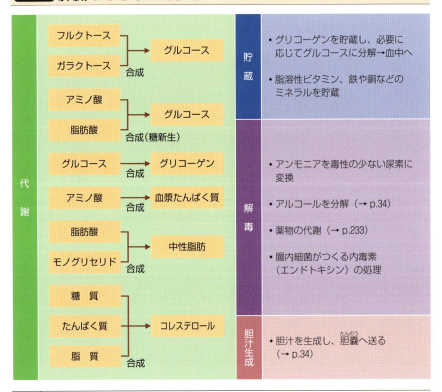

■数百種類もの化学反応を行う臓器、肝臓

　肝臓は、人間が健康で活動するために欠かせない重要な役割を担っている。ひとたび障害されると大変なことになるが、その症状はなかなか表に出ず、気づいたときには重症ということにもなりかねない。そのため肝臓は「沈黙の臓器」とよばれている。

　肝臓の中央部には肝動脈のほかに門脈が通る（図2-17）。門脈は、消化器（胃、小腸、大腸、膵臓）と脾臓から、肝臓へ血液を運んでいる。とくに胃と小腸からの血液には、食物から消化吸収した栄養素が豊富に含まれている。これらの栄養素を代謝して体中へ送ったり、害のある物質を解毒したりするなど、肝臓ではさまざまな作業が行われる。

図2-17 肝臓と門脈

肝臓の底面の中央部には固有肝動脈、門脈、総胆管が入る。肝臓に流れ込む血液のうち、7割は門脈から、3割は固有肝動脈からの血液である。肝臓に入った血液は肝静脈を経て下大静脈に運ばれる。

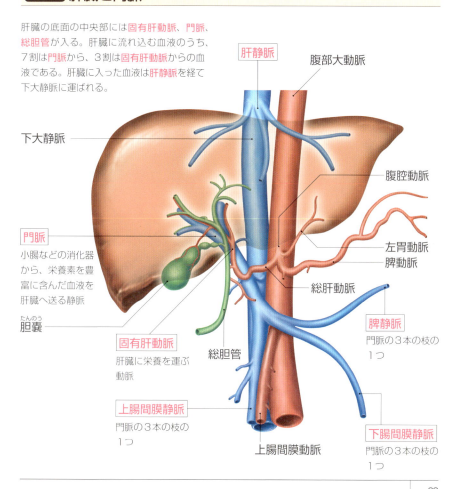

■胆嚢は胆汁の貯蔵庫

胆嚢は、肝臓でつくられた胆汁という消化液を貯蔵するタンクである（図2-18）。肝臓からは1日に約1000mLの胆汁が生成されており、胆嚢はそこから水分を吸収し、濃縮した状態で貯蔵している。

十二指腸に食物（脂質分）が入ると、コレシストキニン（CCK）という消化管ホルモンが分泌され、その刺激で胆嚢が収縮して胆汁が排出される。

胆汁の役割は、脂質を分解するための手助けをすることだ。脂質は水に解けないため、そのままでは消化できない。消化するためには、先に胆汁と混ぜ合わせて乳化しておく必要がある。乳化した脂質は、膵液に含まれる消化酵素リパーゼで消化できるようになる。

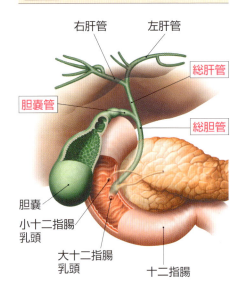

図2-18 胆嚢・胆管の構造

右肝管　左肝管　総肝管　胆嚢管　総胆管　胆嚢　小十二指腸乳頭　大十二指腸乳頭　十二指腸

アルコールは分解されていったん毒になる？

体内に摂取されたアルコールは、胃で20％、残りの80％は腸で吸収され、門脈を通って肝臓へ運ばれる。まず、アルコール脱水素酵素（ADH）によって毒性のあるアセトアルデヒドに分解される。アセトアルデヒドはアセトアルデヒド脱水素酵素（ALDH）によって無害な酢酸に分解され、酢酸は血流に乗って体内をめぐり、筋肉などで代謝されて水と二酸化炭素に分解される。

重要なのは、毒性のあるアセトアルデヒドを分解するALDHのはたらきが遺伝的に弱い、もしくはまったくはたらかない人が、日本人の半数を占めるといわれることだ。酒が強い・弱いの区別は、多くがこのALDHのはたらきの差であると考えられ、けっして鍛えたから強くなるものではないということを覚えておこう。

●アルコールの分解過程

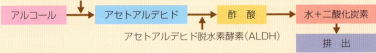

■胆汁酸・ビリルビンはリサイクルされる

　胆汁は、**胆汁酸**、**ビリルビン**（胆汁色素）、微量の**コレステロール**で構成されており、消化酵素は含まれていない。また、代謝による産物や、解毒処理後の物質も含まれている。

　胆汁酸は、脂質を乳化してリパーゼによる分解を促す（→p.44）。**ビリルビン**は破壊された赤血球の**ヘモグロビン**が変化したもので、胆汁の一部として排出された後、腸内細菌によって**ウロビリノーゲン**に還元され、胆汁酸とともに一部が回腸から再吸収される（→p.97）。

　このように、胆汁の成分が排出・再吸収を繰り返すことを**腸肝循環**という（図2-19）。**腸肝循環**により肝臓から分泌された胆汁酸の95%が再吸収され、残りは肝臓で合成して補充される。このサイクルは1日に10〜12回繰り返されている。

　胆汁中のビリルビンは腸内細菌によって**ウロビリノーゲン→ウロビリン**（ステルコビリン）と変換され、大部分が**便中**に排泄される。また、少量のウロビリノーゲンは腎臓から**尿中**に排泄される。便と尿の褐色の色素のもとは、ビリルビンによるものである。

図2-19 胆汁酸の腸肝循環

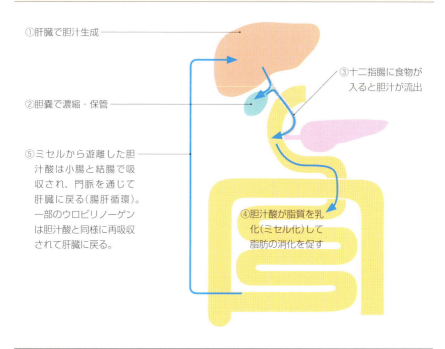

①肝臓で胆汁生成
②胆嚢で濃縮・保管
③十二指腸に食物が入ると胆汁が流出
④胆汁酸が脂質を乳化(ミセル化)して脂肪の消化を促す
⑤ミセルから遊離した胆汁酸は小腸と結腸で吸収され、門脈を通じて肝臓に戻る(腸肝循環)。一部のウロビリノーゲンは胆汁酸と同様に再吸収されて肝臓に戻る。

栄養素の種類と役割

■「食事をする」ことは「生きる」こと

　ヒトを含むすべての生き物は、生きるために活動し続けている。その活動のもととなるエネルギーはどこからくるのか。植物であれば、光合成によってエネルギーを手に入れることができる。しかし、光合成のできない動物は、光合成を行った生物からエネルギーを得、その**栄養素**を材料にして、それぞれに見合ったエネルギーをつくり出さなくてはならない。

　食べることをやめれば、生物はエネルギー不足で死んでしまう。逆をいえば、生き続ける限り、生物は食べ続けていかなくてはならないのだ（p.18 コラム参照）。

■さまざまな栄養素が必要な理由

　私たちの体は、20種類のアミノ酸と15種類の無機物と水を材料としてつくられる。

　体はつねに新陳代謝を行っていて、臓器や組織を構成するたんぱく質（アミノ酸）も次々に入れ替わる。たとえば腸の粘膜は1日、皮膚は約1か月、筋肉は約200日、赤血球は120日で寿命を迎える。それを補充するため、絶えず栄養素を摂取する必要があるのだ。

> ●栄養素のはたらき
> ①身体活動を行うエネルギー源になる
> ②体の組織（筋肉、血液、骨など）をつくる材料になる
> ③体の調子を整える

飢餓に強い人類は肥満になりやすい？

　そもそも我々生物は、長い進化の過程で何度も飢餓に襲われてきた。そのため、飢餓への備えが遺伝子に組み込まれており、わずかな食料からエネルギーを効率よく利用し、余ったエネルギーを脂肪として蓄積するというシステムが構築された。

　ところが、飽食の現代にあって、そのシステムは皮肉なことに肥満という現代病を生み出している。つまり、長い飢餓の時代を生き抜いてきた「飢餓に強い人類」は、飽食の現代ではエネルギーをため込む「肥満になりやすい生物」であるといえる。

■活動エネルギーとなる三大栄養素

　生命活動に不可欠な栄養素には、炭水化物（糖質）（→p.40）、たんぱく質（→p.42）、脂質（→p.44）の3つがある。これを三大栄養素とよぶ。

　三大栄養素は体をつくるほか、活動に必要なエネルギーを生み出す。これらが体内で分解されると、炭水化物とたんぱく質で1g当たり4kcal、脂質で9kcalのエネルギーを産生する。このエネルギー供給源をATP（アデノシン三リン酸）という。1kcalとは、水1kgを1℃上昇させるために必要なエネルギーを示す。炭水化物とたんぱく質に比べて脂質のほうがエネルギー産生量が多い、ということは、少ない量で多くのエネルギーが産生できるため、貯蔵に効率的といえる。そのため、過食などで余分に摂りすぎた栄養素は、すべて脂質に変換されて体内に貯蔵されるのである。

●三大栄養素のおもなはたらき

	はたらき	多く含まれる食物
炭水化物（糖質）	活動のエネルギー源（ATP）となる。とくに脳が活動する際のエネルギー源になるグルコースは、炭水化物からしかつくれない。	穀類（米、蕎麦、麦を使った食品など）、根菜、果物、砂糖、豆類など。
たんぱく質	体をつくる材料となる。筋肉、皮膚、内臓、血液、爪や髪の毛に至るまで、体の多くの部分でたんぱく質が原料となっている。	肉類、魚類、卵、牛乳、豆類など。
脂質	もっとも効率のよいエネルギー源。細胞膜の主要な構成成分である。そのほかホルモンの原料となり、脂溶性ビタミンを運搬するなどのはたらきもある。	肉や魚の脂部分、牛乳や乳製品の脂肪成分、バターや植物油などの油類。

■栄養素は細かくしてから使用

　栄養素は、体の最小単位である細胞が利用できるよう、もっとも小さい低分子にまで分解されてから使用される。たとえば、炭水化物であれば多糖類から単糖類へ、たんぱく質ならアミノ酸へというように、それぞれの栄養素に適した方法で変換・分解という作業をつなげて行っている。これが消化であり、栄養素が足りないと、この作業に支障をきたし、体にさまざまな不調が現れる。

消化器系

ビタミン、ミネラルのはたらき

■生命活動をスムーズにするビタミン、ミネラル

　三大栄養素は、体の材料や活動のエネルギー源として必須の栄養素だが、これだけでは生命活動はスムーズに行えない。補助の栄養素として、ビタミンとミネラル（無機質）が必要である。その役割をたとえていうなら、機械の歯車が三大栄養素で、その接続部分がうまく回るように潤滑油の役割をするのがビタミンとミネラルである。この存在は人間の体にとって非常に重要で、そのため三大栄養素にこの２つを加えて「五大栄養素」とよぶほどである。

■ビタミンには脂溶性と水溶性がある

　ビタミンの種類には、ビタミンA、B、C、D、E、K、葉酸、ナイアシン、パントテン酸、ビオチンがある。またビタミンは脂溶性と水溶性があり、ビタミンA、D、E、Kが脂溶性、それ以外は水溶性ビタミンである。

●ビタミンのおもなはたらき

	成分名	はたらき
脂溶性	ビタミンA	皮膚や粘膜の機能を保つ。暗所での視力の維持。欠乏すると皮膚の乾燥、粘膜疾患や夜盲症、失明を招く
	ビタミンD	カルシウムの吸収に必要。欠乏すると小児ではくる病、成人では骨軟化症を招く
	ビタミンE	細胞膜や血液中の脂質の酸化を防ぎ、生体膜を保つ
	ビタミンK	血液凝固因子を合成する。欠乏すると血液凝固障害を招く
水溶性	ビタミンB_1、B_2、B_6、B_{12}	酵素のはたらきを助け、糖とアミノ酸の代謝を促す。欠乏症は、B_1：脚気、ウェルニッケ脳症、B_2：皮膚炎、B_6：神経・皮膚疾患、B_{12}：貧血
	ナイアシン	脱水素酵素のはたらきを助ける。欠乏すると皮膚症状、下痢を招く
	パントテン酸	コエンザイムA（CoA）を合成し、三大栄養素の代謝を助ける
	葉酸	核酸の合成や分解、細胞分裂などにかかわる。欠乏すると貧血、とくに胎児期の欠乏は神経管欠如を招く
	ビオチン	脂肪酸やアミノ酸の代謝を助ける
	ビタミンC	酸化を防ぎ、老化を予防する。欠乏すると壊血症、骨や傷の治癒遅滞を招く

水溶性ビタミンの場合は少し摂りすぎても水に溶けて尿中に排泄（はいせつ）されるが、逆につねに摂取していないと不足する危険もある。脂溶性ビタミンの場合は脂質と一緒に吸収され、尿中には排泄されずに体内に蓄積されるので、サプリメントなどで必要以上に摂取しすぎると、過剰症を起こすおそれがある。

■ミネラルは微量ながら欠かせない成分

　ミネラルのうち、1日に100mg以上必要とされるものを**主要元素**、それ以外を**微量元素**という。

　ミネラルのおもな役割は、体内で活動している臓器や組織のいろいろな反応を、円滑にはたらかせることである。ミネラルは体内でつくり出すことはできないため、食事によって摂取する必要がある。また、不足すると欠乏症を起こすミネラルもある。

●ミネラルのおもなはたらき

	成分名	はたらき
主要元素	カルシウム	体内にあるカルシウムの99％は骨に存在し、残りの1％が筋収縮や血液凝固などの生理的作用を行う。欠乏症はくる病、骨軟化症
	リン	骨や歯の形成、核酸・細胞膜・神経伝達物質の材料として利用
	ナトリウム	細胞外液の浸透圧の調整や、筋や神経の機能維持
	カリウム	細胞内液の浸透圧の調整、心臓や筋肉の機能調節など。欠乏すると神経・筋の機能不全を招く
	マグネシウム	骨や歯の成分、酵素の活性化など
微量元素	鉄	赤血球の合成。欠乏症は貧血
	銅	ヘモグロビンの合成や、活性酸素の除去
	亜鉛	精液の生成に必要
	コバルト	ビタミンB_{12}の材料となる
	ヨウ素	甲状腺ホルモンの原料となる（→ p.166）。欠乏すると甲状腺腫、甲状腺機能低下を招く
	マンガン	骨形成を助ける
	セレン	活性酸素を抑える
	モリブデン	有害物質を分解する酵素の材料となる
	クロム	糖代謝を助ける
	フッ素	歯を虫歯から守る

炭水化物の代謝

■糖質は3種類に分けられる

炭水化物は、糖質と食物繊維で構成される。糖質は単糖類と二糖類、多糖類に分類される（図2-20）。この糖質が口から入り、消化管を経過していくにつれて分解され、小腸までの間に吸収される形に変換される。最終的にはもっとも小さい単位である単糖（グルコースなど）にまで分解され、血液とともに門脈から肝臓へ運ばれる。

図2-20 糖質の種類

●単糖類────1つの糖でできている（糖の最小単位）

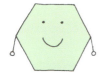 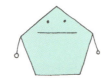 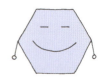

グルコース（ブドウ糖）
もっとも重要な単糖。エネルギー源として利用される。

フルクトース（果糖）
果物の果汁などに含まれる。

ガラクトース
乳糖の成分のひとつ。

●二糖類────単糖が2つでできている

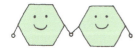 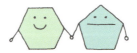 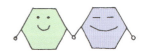

マルトース（麦芽糖）
グルコースが2つになったもの。デンプンを分解したときにできる。麦芽に含まれる。

スクロース（ショ糖）
グルコースとフルクトースでできている。砂糖の主成分。

ラクトース（乳糖）
グルコースとガラクトースでできている。牛乳に含まれる。

●多糖類────たくさんのグルコースでできている

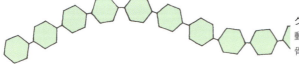

グリコーゲン
動物性の貯蔵糖質。肝臓や骨格筋に含まれる。

デンプン
植物性の貯蔵糖質。穀物やいも類に含まれる。

デキストリン
デンプンの分解時に産生する。

■糖質の消化と代謝のしくみ（図2-21）

　口腔内で咀嚼によって唾液と混ざり合った糖質は、唾液に含まれるアミラーゼという酵素によってデキストリンに変換される。そして十二指腸で膵液に含まれるアミラーゼによって今度はマルトース（麦芽糖）に変わる。その後、小腸でマルターゼなどの酵素によってグルコースに変換されて、ようやく単糖となる。そして腸壁から吸収されて、一部はグリコーゲンとして肝臓に貯蔵され、残りは全身の臓器へと運ばれるのである。

図2-21 糖質の代謝

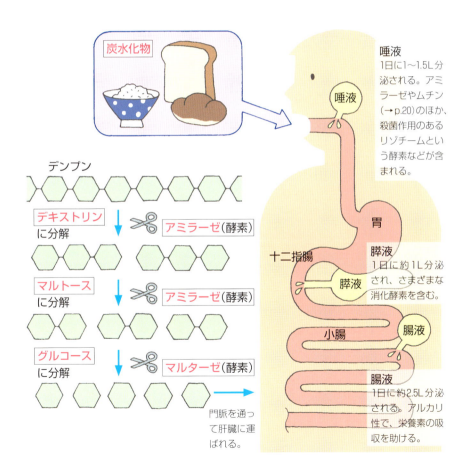

たんぱく質の代謝

■たんぱく質はアミノ酸のかたまり

　ヒトのたんぱく質は20種類のアミノ酸が数十万～数百万個も組み合わさってできている。この組み合わせや、それぞれ含まれる量などによって、たんぱく質の性質はまったく違ったものとなる。そのため、たんぱく質を体内に取り入れるにはまず、このアミノ酸のつながりを全部外し、単体のアミノ酸に分解する必要がある。

　20種類のアミノ酸のうち、9種類は体内で合成することのできないアミノ酸で、これを必須アミノ酸という。逆に、残りの11種類は体内で合成することができる。これを非必須アミノ酸という。必須アミノ酸はかならず食物から摂取する必要がある。

●ヒトのたんぱく質を構成しているアミノ酸

必須アミノ酸	イソロイシン
	トリプトファン
	トレオニン
	バリン
	ヒスチジン*
	フェニルアラニン
	メチオニン
	リジン
	ロイシン
非必須アミノ酸	アスパラギン
	アスパラギン酸
	アラニン
	アルギニン*
	グリシン
	グルタミン
	グルタミン酸
	システイン
	セリン
	チロシン
	プロリン

＊は準必須アミノ酸とよぶことがある。

魔法のクスリではないサプリメント

　日本のサプリメント市場は約1兆5000億円以上といわれる。アミノ酸類の商品はビタミン類と並んで人気が高い。はたしてどの程度効果があるものだろうか。

　たとえばBCAA（分岐鎖アミノ酸）とよばれるアミノ酸（バリン、ロイシン、イソロイシン）は骨格筋の主要な材料であり、運動前に摂取すると筋肉の分解を抑制し、疲労回復を促進するという研究がある。

　しかし全体的には、成分の有効性が科学的に証明されているサプリメントは少ない。また成分は有効でも、過剰に摂取すれば害が及ぶものや、服用している薬の効果を減じてしまうものもある。体にとって本当に必要か、よく調べて摂ることが大切だ。

■たんぱく質をアミノ酸に分解、再びたんぱく質に

たんぱく質は、まず胃液に含まれる**ペプシン**によって**ポリペプチド**に分解される。次に小腸でジペプチドや**トリペプチド**などに分解され、さらに**アミノ酸**に分解され、小腸上皮細胞に吸収される。吸収されたアミノ酸は各細胞へと運ばれ、その細胞のDNA（デオキシリボ核酸）情報にならってアミノ酸をヒトのたんぱく質に並べ替える。このように、どんなたんぱく質であっても材料さえそろっていれば、体内で新たなたんぱく質を合成することができるのである。

図2-22 たんぱく質は合成できる！

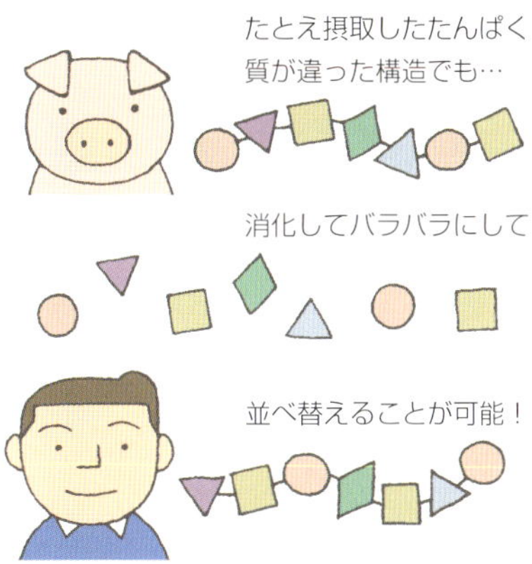

たとえ摂取したたんぱく質が違った構造でも…

消化してバラバラにして

並べ替えることが可能！

図2-23 たんぱく質の代謝

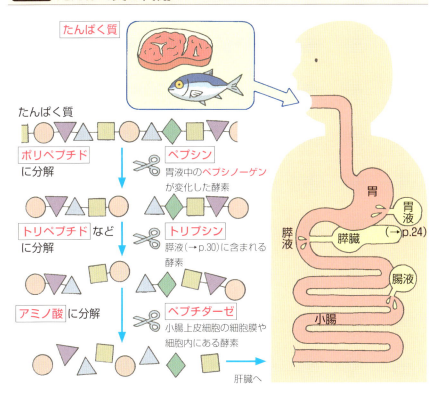

脂質の代謝

■脂質は悪者ではない

　食物に含まれる脂質の多くは中性脂肪（トリグリセリド）とコレステロールである。中性脂肪は消化吸収に時間がかかるため、「脂っぽい食事は腹持ちがよい」といわれることが多い。脂質は摂りすぎると動脈硬化を引き起こすため悪者と考えられがちだが、じつは細胞膜をつくったり、ホルモンバランスを調整するなど、体に欠かせない重要な栄養素である。

●脂質の役割

- 生体膜の成分となる
- エネルギーを貯蔵する
- 体温を保つ断熱材となる
- 皮膚を保護する
- 脂溶性ビタミンの吸収をよくする
- 代謝活性をコントロールする
- 血圧や体温、筋肉のはたらきなどをコントロールする

■脂質の代謝は遠い道のり

　脂質の分解にはリパーゼという酵素が必要不可欠である。しかし、脂質は炭水化物やたんぱく質と違って水に溶けないため、リパーゼだけでは分解できない。まず、胆汁が先に脂質と混ざり、胆汁酸によって脂質を小さな粒（ミセル）に変換する。これを乳化（ミセル化）といい、これで脂質は水に溶けるようになる。

　ミセルが形成されると、膵液（すいえき）に含まれるリパーゼが、ミセルの中のトリグリセリドを脂肪酸とモノグリセリドに分解する。

　脂肪酸やモノグリセリドは、小腸上皮細胞の細胞膜上でミセルから遊離して細胞内に入る。そこにアポたんぱく質が結合してカイロミクロン（キロミクロン）という集合体になり、リンパ管に運ばれる。

　ミセルから遊離した胆汁酸は門脈を経由して肝臓に戻り、胆汁に再生される（腸肝循環→p.35）。

　一部の脂質は、糖質やたんぱく質と同じ経路で肝臓に入ることができるが、ほとんどの脂質はこのリンパ管経由で吸収されるため、脂肪の吸収には時間がかかるのだ。

図 2-24 脂質の代謝

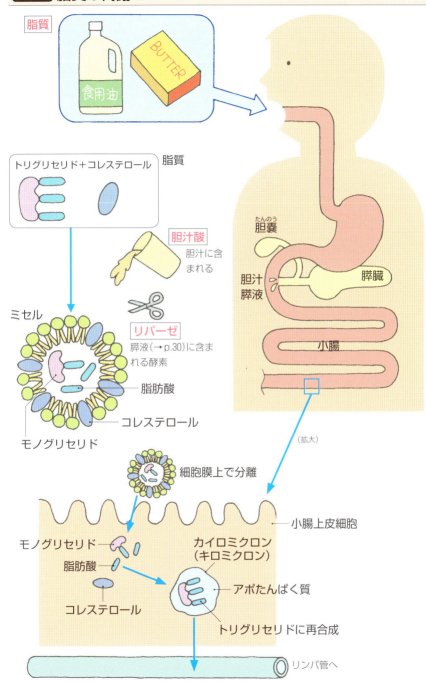

エネルギー代謝とATP

■エネルギー代謝はATPをつくり出すこと

食物から得た栄養素がエネルギー源になることをエネルギー代謝という。エネルギー源を実際の生命活動に使えるエネルギーにするには、ATP（アデノシン三リン酸）という化合物に変換する必要がある。

■エネルギーはATPに蓄えられる

ATPとは、人間が生命活動を行う際のエネルギー源で、アデニンとリボースと3個のリン酸でできた、ADP（アデノシン二リン酸）よりリン酸が1個多い物質である（図2-25）。このなかではとくにリン酸の結合が高エネルギーなため、1個多くついたリン酸を分離させると大きなエネルギーが得られる。逆に、ADPにリン酸を1個つければATPに戻るので、材料さえあれば何度でも再生できる。それがおもに行われているのは、細胞のミトコンドリア内である。

図2-25 ATPとADP

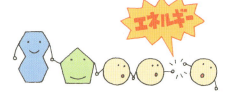

■解糖系とクエン酸（TCA）回路

ATP産生（図2-26）の中心的役割を果たすのが、炭水化物の産物であるグルコースである。肝臓に到達したグルコースは、余剰分をグリコーゲンに変換して肝臓で貯蔵している。血中のグルコースが不足すると、グリコーゲンをグルコースに変えて細胞内へ送り、さらにピルビン酸に分解してATPを産生する。この過程を解糖といい、この場合は酸素を必要としない解糖なので「嫌気的解糖系」という。

一方、それだけではATPの産生が足りない場合には、今度は酸素を使う「好気的解糖系」を行ってATPを産生する。ここではクエン酸（TCA）回路という方法を使う。嫌気的解糖系で分解されたピルビン酸や、たんぱく

質と脂質が分解されてできたアミノ酸と脂肪酸を、アセチルCoAに変換させてクエン酸回路へ送る。

グルコース1分子から、解糖系とクエン酸回路によって10分子のNADH（ニコチンアミドアデニンジヌクレオチド）と2分子のFADH$_2$（フラビンアデニンジヌクレオチド）、2分子のATPが生成される。NADHとFADH$_2$はミトコンドリア内の電子伝達系とよばれる酵素群に入り、ATP合成酵素によって最終的に38分子のATPが合成される。

図2-26 ATP産生のしくみ

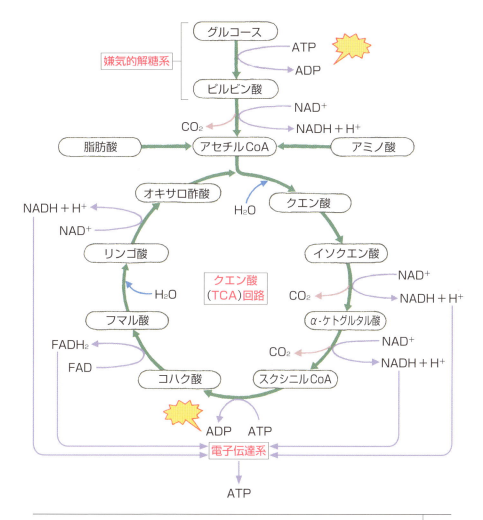

■基礎代謝率は最低限必要なエネルギー量

基礎代謝率(BMR)とは、「生命維持に必要な、最小のエネルギー必要量」とされている。これはつまり、走ったり話したりという負荷のない就寝中であっても身体活動は継続されているから、「寝ている間にかかるエネルギー量こそ、エネルギーの最小必要量である」ということである。この量は加齢や性別、体格、そのときの状況などでも違いが現れる。

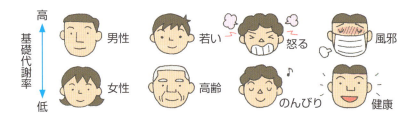

メタボリック症候群(シンドローム)(内臓脂肪症候群)

メタボリックシンドロームは、内臓脂肪型肥満の人の多くが、高血糖、脂質異常、高血圧などの疾病を引き起こしていることから注目された概念である。病状や程度に人それぞれ違いはあるものの、そもそも大本の原因に「内臓脂肪型肥満」という共通点があることが大きな特徴である。

前記のような疾病を重複して起こしている場合は、脳血管障害や心臓病、糖尿病などの命にかかわる病気を引き起こしやすい。右に示した診断基準を逸脱していないか、健診結果や腹囲の数値を忘れずに注目すること。そして、対象者を定期的に観察して、体形や環境の変化などに敏感に気づくことが重要である。食べすぎや運動不足など、悪習慣の改善で予防・改善の効果が出やすい疾病であると覚えておこう。

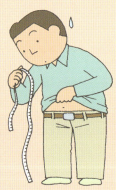

●腹囲(へそ周り)
男性　85cm以上
女性　90cm以上

●脂質異常
中性脂肪　　　　150mg/dL以上
HDLコレステロール　40mg/dL未満
※上記いずれかまたは両方

●血圧
最高(収縮期)血圧　130mmHg以上
最低(拡張期)血圧　85mmHg以上

●血糖
空腹時血糖値　　110mg/dL以上

2章のまとめ

消化と吸収のしくみ
- 私たちが摂取する栄養素は、消化という過程を経て低分子に変換され、細胞に取り込まれてエネルギーのもととなっている。

口腔・食道のはたらき
- 食物は、口腔内で歯によって咀嚼され、唾液と混ざって飲み込まれやすくなる。
- 嚥下は、口腔相、咽頭相、食道相の3段階で行われる。口腔相が随意運動、あとは不随意運動により自動的に食道へ食物が送られる(嚥下反射)。

胃のはたらき
- 胃は食物を貯蔵する役目がある。食道から食物がくると噴門が開き、その刺激によって粘膜から胃液が分泌され、筋層が蠕動運動を起こす。これによって食物と胃液が混ざり、撹拌されて粥状になり、少量ずつ幽門から十二指腸へ送られる。
- 胃液のおもな成分は、胃酸、ペプシノーゲン、粘液である。
- 胃液の分泌は、食物摂取に関する刺激を受けて起こる。その分泌機序には、頭相、胃相、腸相という3つの段階がある。

十二指腸のはたらき
- 十二指腸は小腸の最初の部分で、総胆管と主膵管、副膵管が開口している。そこから排出される膵液によって、すべての栄養素の消化が行われる。胆嚢から流入する胆汁は、脂肪の消化を助ける。

小腸のはたらき
- 小腸では膜消化(終末消化)という、粘膜上による消化吸収が行われる。
- 小腸は筋肉が発達しており、食物がより吸収されやすいよう活発な運動(分節運動・振子運動・蠕動運動)が行われている。

大腸のはたらき
- 直腸に便がたまると内肛門括約筋が開き、脳に情報が届けられ、便意が起こる。排便できない状況では外肛門括約筋を意志で閉めて便意を我慢し、排便できる状態であれば外肛門括約筋を開き排便する。

膵臓のはたらき
- 膵臓の外分泌腺では腺房細胞が膵液を分泌している。膵液に含まれる消化酵素は炭水化物・たんぱく質・脂質の三大栄養素を分解する。
- 膵液はアルカリ性であるため、胃酸で強い酸性となった食物を中和し腸壁を酸から守る。

- 膵臓のランゲルハンス島(膵島)にある内分泌腺のA細胞から血糖値を上げる作用のあるグルカゴンが、B細胞からは血糖値を下げるはたらきのあるインスリンが、D細胞からはソマトスタチンが分泌される。

肝臓のはたらき
- 肝臓のはたらきには大きく分けて、栄養素の代謝、薬物やアルコールなどの解毒、栄養素の貯蔵、胆汁の生成などがある。

栄養素の種類と役割
- 炭水化物(糖質)、たんぱく質、脂質は三大栄養素といわれ、生命活動に必要なエネルギーを生み出す。このエネルギー供給源をATP(アデノシン三リン酸)という。

ビタミン、ミネラルのはたらき
- ビタミンには脂溶性と水溶性があり、ビタミンA、D、E、Kが脂溶性、それ以外は水溶性ビタミンである。
- 水溶性ビタミンは摂りすぎても尿中に排泄されるが、つねに摂取していないと不足する危険もある。脂溶性ビタミンは尿中には排泄されずに体内に蓄積されるため、摂取しすぎると過剰症を起こすおそれがある。
- 1日に100mg以上必要とされるミネラルを主要元素、それ以外を微量元素という。

炭水化物の代謝
- 糖質は単糖類と二糖類、多糖類に分類され、消化管を経過していくにつれて分解される。小腸までの間にもっとも小さい単糖(グルコースなど)に分解され、血液とともに門脈から肝臓へ運ばれる。

たんぱく質の代謝
- ヒトに必要なたんぱく質のうち体内で合成することができないものを必須アミノ酸、体内で合成することができるものを非必須アミノ酸という。

脂質の代謝
- 食物の脂質の多くは中性脂肪(トリグリセリド)とコレステロールである。
- 脂質の分解にはリパーゼという酵素が不可欠である。まず先に胆汁が混ざり、胆汁酸によって脂質を乳化(ミセル化)する。次にリパーゼによってトリグリセリドが脂肪酸とモノグリセリドに分解され、小腸上皮細胞から吸収される。

エネルギー代謝とATP
- 食物の栄養素がエネルギー源になることを、エネルギー代謝という。
- 栄養素を実際の生命活動に使えるエネルギーにするには、ATPという化合物に変換する必要がある。

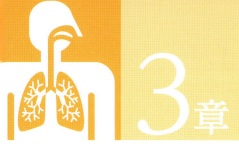

3章

エネルギーを引き出す（呼吸器系）

呼吸のしくみ……………………………………52
　コラム●分圧とは………………………………53
呼吸に必要な器官………………………………54
呼吸運動のしくみ………………………………56
呼吸の調節機能…………………………………58
　コラム●過換気症候群…………………………59
3章のまとめ……………………………………60

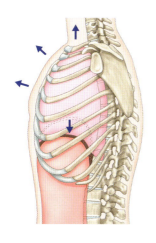
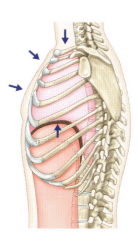

呼吸のしくみ

■ 酸素を取り込んで二酸化炭素を排出する

生体が生命活動を維持するためにはエネルギーを必要とするが、エネルギーを得るためには酸素(O_2)が必要となる。その酸素を体内に取り込み、酸素を燃焼させた後にできる二酸化炭素(CO_2)を体外に排出するための機能が「呼吸」である。

呼吸には、大気から酸素を取り込んで体内から二酸化炭素を排出する外呼吸と、細胞が血液から酸素を取り込み血液に二酸化炭素を排出する内呼吸がある(図3-1)。通常、呼吸とは外呼吸のことを指し、換気とガス交換により成り立っている。

図3-1 換気とガス交換の流れ

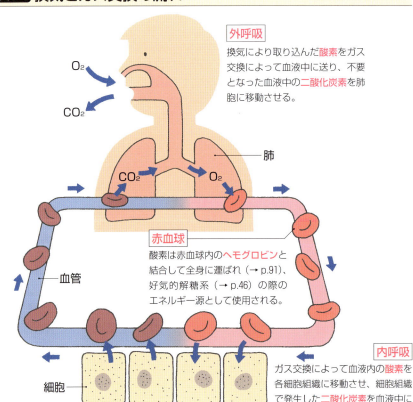

外呼吸
換気により取り込んだ酸素をガス交換によって血液中に送り、不要となった血液中の二酸化炭素を肺胞に移動させる。

赤血球
酸素は赤血球内のヘモグロビンと結合して全身に運ばれ(→p.91)、好気的解糖系(→p.46)の際のエネルギー源として使用される。

内呼吸
ガス交換によって血液内の酸素を各細胞組織に移動させ、細胞組織で発生した二酸化炭素を血液中に移動させる。

■濃度が高いほうから低いほうへ移動するガス交換

　ガス交換とは、体内に取り込んだ酸素と血液・組織中の二酸化炭素の交換のことで、肺の末端組織の肺胞がその役割を担っている（図3-2右）。

　気体には、濃度の高いほうから低いほうへと移動する性質がある。このときの濃度の差を分圧差、分圧差による移動現象を拡散（ガス分圧拡散）という。

　この拡散現象により、外呼吸では、高分圧の肺動脈血内の二酸化炭素が低分圧の肺胞内に拡散し、高分圧の肺胞内の酸素が低分圧の肺静脈血内に拡散することで、肺胞と血液間でのガス交換が行われる。反対に、内呼吸では、高分圧の動脈血内の酸素が低分圧の細胞組織に、高分圧の細胞内の二酸化炭素が低分圧の静脈血へとガス交換が行われるしくみとなる。

図3-2 外呼吸における肺胞と血液のガス交換

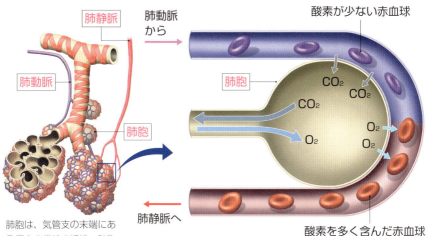

肺胞は、気管支の末端にある極小の袋状の組織。肺胞壁は毛細血管によって取り囲まれている。

肺動脈からの血液は二酸化炭素が多く含まれ、酸素を結合している赤血球は少ない。そのため肺胞にくると、血液中の二酸化炭素が肺胞に、肺胞の酸素が血液中に拡散される。

分圧とは

　混合気体において特定の気体が占める圧力のことを分圧という。酸素が占める圧力は酸素分圧（PO_2）、二酸化炭素が占める圧力は二酸化炭素分圧（PCO_2）となる（動脈血の分圧はそれぞれPaO_2、$PaCO_2$と表記する。→p.58）。肺胞内の酸素分圧は100Torr（トル）（mmHg）、二酸化炭素分圧は40Torr、肺動脈中の静脈血の酸素分圧は40Torr、二酸化炭素分圧は45Torrが基準となっている。

呼吸に必要な器官

■肺胞に空気が出入りする通り道

外気を吸うことを**吸息**(吸い込まれた空気＝**吸気**)、吐くことを**呼息**(吐き出された息＝**呼気**)といい、吸息と呼息の流れを**換気**とよぶ。この換気とガス交換(→p.53)を担う器官・組織が、呼吸器である。

鼻や口から吸い込んだ空気は、鼻腔(びくう)、咽頭、喉頭、気管、気管支を通って**肺胞**まで送り込まれるが、このうち、鼻腔から気管支までの器官を**気道**とよぶ。さらに**気道**は、鼻腔から喉頭までの**上気道**、気管から気管支までの**下気道**に分けられる(図3-3)。

下気道は、**気管**が左右に分かれて主気管支として肺に入る。肺は、気管支からさらに細かく分岐して細くなっていき、細気管支、終末細気管支、末端に連なる**肺胞**へと続く。細気管支から肺胞までは軟骨がなく柔軟性に富む一方、炎症などが起こると閉塞しやすくなっている。

図3-3 下気道の構造

右肺は3葉に分かれ、右気管支は気管から約25°の角度で枝分かれしている。一方、左肺は2葉で、心臓があることから左気管支は気管から約35〜45°の角度で枝分かれしている。右気管支の傾きが小さいことから、誤嚥(ごえん)は右肺に多く見られる。

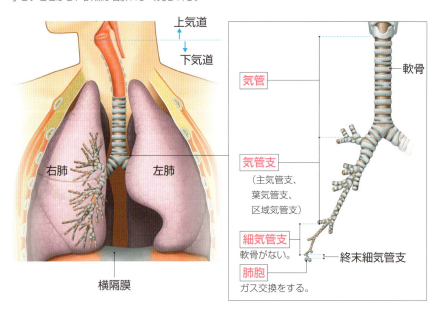

■呼吸時に空気が出入りする量は状態に応じて変化

　深呼吸と、運動時の速い呼吸の違いからわかるように、呼吸で出入りする空気の容量（容積）は、行動や精神状態、疾患の種類などによって変化する。

　呼吸時の空気の容量は**肺気量**といい、**1回換気量**、**予備吸気量**、**予備呼気量**、**残気量**の4つの気量で表される。**1回換気量**は、安静時の1回ごとの換気量のこと。安静時に吸い込める最大の吸気量を**予備吸気量**、吐き出せる最大の呼気量を**予備呼気量**、最大呼気の後でも肺内に残存する量を**残気量**という。この4つの肺気量の合計が**全肺気量**（全肺容量ともいう）となる。（図3-4）

　また、最大の換気量を**肺活量**、通常の検査では量れないが、安静呼気時に肺内に残っている空気量である**機能的残気量**などもある。

図3-4 肺気量分画

呼吸機能はスパイロメーターという機器で測定する。最大に息を吸い込んだ状態で胸腔にあるすべての空気量を全肺気量といい、成人で5500〜6000mLほどである。加齢にともない、全肺気量は変わらないが、肺活量は減少する。

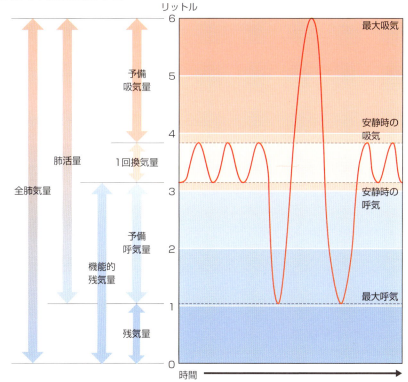

呼吸運動のしくみ

■肺に空気を出し入れするしくみ

肺は自力では拡張・収縮することができない。そのため、肺の伸縮は、胸郭の変形（図3-5）と横隔膜（図3-6）の動きにより行われている。

胸郭は、胸椎、肋骨、肋軟骨、胸骨からなり、鳥かご様の形状をして肺を覆っている。胸郭内のスペースを胸腔といい、胸腔の容積を広げることで肺も連動して膨らむことができるようになる。この動きをサポートしているのが、外肋間筋（図3-7）や横隔膜などの筋肉である。

肋骨の間にある外肋間筋と、胸部と腹部を仕切る横隔膜が収縮すると、胸郭は拡張して前上方向に持ち上がる。これにより、肺が収まっている胸腔内の容積が増加して胸腔内の気圧が大気圧より低い状態（陰圧）となるため、圧の低い肺胞に向かって外気が入ってくる。これが吸息となる。

逆に、外肋間筋や横隔膜が弛緩すると、胸郭は縮小して横隔膜が持ち上がり、胸腔内の容積は減少する。胸腔が狭まることで、弾力性をもつ肺胞により空気が押し出され、呼息となる。

この吸息運動と呼息運動を合わせて呼吸運動という。

図3-5 胸郭の動き

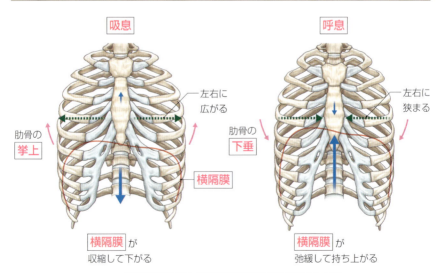

横隔膜（図3-6）と外肋間筋（図3-7）の動きに合わせて、吸息時に胸郭は前後左右に広がり、呼息時には狭まる。

図3-6 横隔膜と肺の動き

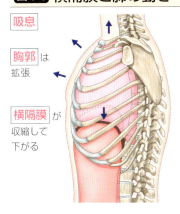

吸息
胸郭は拡張
横隔膜が収縮して下がる

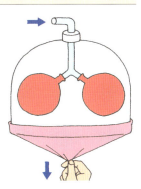

胸腔内は密閉された空間のため、胸腔内圧は大気圧と比べてつねに陰圧の状態となる。
胸郭が広がり、横隔膜が収縮して下がると、胸腔内の容積が増加し、より陰圧となる。吸気によって空気が取り込まれ、肺胞が広がる。

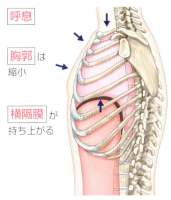

呼息
胸郭は縮小
横隔膜が持ち上がる

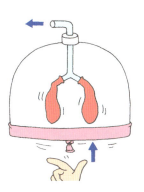

肺の収縮に合わせて、横隔膜がドーム状に引き上げられ、胸郭が狭まって胸腔内の容積は減少する。

図3-7 外肋間筋の動き

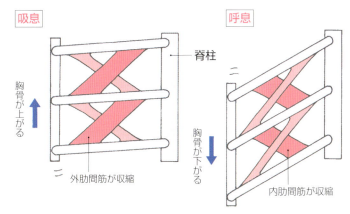

吸息
胸骨が上がる
外肋間筋が収縮
脊柱

呼息
胸骨が下がる
内肋間筋が収縮

筋肉が収縮すると縮むイメージだが、外肋間筋は、肋骨の間を斜めに配置されているため、収縮すると肋骨が持ち上がって前後左右に広がるようになる。

呼吸の調節機能

■呼吸中枢により呼吸運動をコントロール

深呼吸をしようと大きく息を吸い込んだりする場合などのように、換気の速度、深さ、リズムといった呼吸運動は、意識的に変えることができる。一方で、睡眠時のように無意識のうちにも呼吸運動は続いており、血液中の酸素分圧が一定になるように保たれている。

このような呼吸運動は、呼吸中枢により調節されている。呼吸中枢は脳幹の延髄にあり、動脈血中の酸素分圧（PaO_2）と二酸化炭素分圧（$PaCO_2$）を感知する末梢化学受容器と、肺の伸縮の動きを感知する伸展受容器からの信号を受け、呼吸をコントロールしている（図3-8）。

また、行動や感情などによる変化は、大脳皮質からの信号により随意的に調節されている。

図3-8 呼吸運動調節にかかわるセンサー

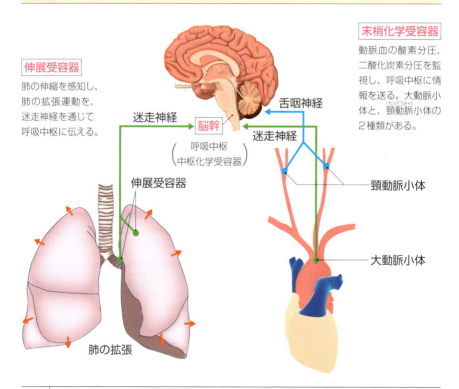

■酸塩基平衡を調節する役割もある呼吸器

　血液中の酸(二酸化炭素〔CO_2〕)と塩基(重炭酸イオン〔HCO_3^-〕)の割合は、つねに一定に保たれている。この状態を酸塩基平衡といい、酸(二酸化炭素)は呼吸器によって排出され、塩基は腎臓によって排泄・再吸収(→p.106)することで調節されている。

　pH値7.4が基準となっており、基準値より低値(7.35未満)になると酸性に傾き、基準値より高値(7.45以上)になるとアルカリ性に傾く。酸性に傾いた病態をアシデミア(酸血症)、また酸の濃度を上げる病態をアシドーシスという。一方、アルカリ性に傾いた病態をアルカレミア(アルカリ血症)、塩基の濃度を上げる病態をアルカローシスという。

　酸塩基平衡の異常には、呼吸による酸の排出に原因がある呼吸性の場合と、腎臓の塩基の排泄に原因がある代謝性の場合があり、大きく4つに分類される。また、呼吸性と代謝性が合併した混合性の場合も多く見られる。

　この酸塩基平衡が崩れた場合、肺で酸を出す量を調節したり、腎臓で塩基の排泄の量を調節(→p.107)したりしてバランスを保とうとする機能が備わっている。これを代償というが、まれに過剰にはたらいて過代償となることもある。

●酸塩基平衡障害の分類

原因		病態	pH値
呼吸性	アシドーシス	二酸化炭素分圧上昇、酸の濃度が上がる	7.35未満
	アルカローシス	二酸化炭素分圧低下、塩基の濃度が上がる	7.45以上
代謝性	アシドーシス	重炭酸イオンの減少、酸の濃度が上がる	7.35未満
	アルカローシス	重炭酸イオンの増加、塩基の濃度が上がる	7.45以上

過換気症候群

　1回の換気量や呼吸数が必要以上に増加する過呼吸が発作的に起こり、呼吸困難や、重症の場合はしびれや痙攣などの症状を引き起こす状態を、過換気症候群という。二酸化炭素が過剰に体外に排出されることで血中の二酸化炭素濃度が大きく低下し、急性型の呼吸性アルカローシスを引き起こす。

　過呼吸の多くは精神的ストレスがきっかけであり、ゆっくり腹式呼吸することを意識して気分を落ち着かせれば、短時間で過剰な重炭酸イオンが緩衝され、症状は改善する。紙袋を口に当てて呼吸させるペーパーバッグ法は、現在では推奨されていない。

3章のまとめ

呼吸のしくみ
- エネルギー産生に必要な酸素を体内に取り込み、代謝後にできる二酸化炭素を体外に排出するための機能が**呼吸**である。
- 大気から酸素を取り込み体内の二酸化炭素を排出する**外呼吸**と、細胞が血液から酸素を取り込み二酸化炭素を排出する**内呼吸**があり、通常、呼吸とは**外呼吸**を指す。
- 呼吸は、吸息と呼息による換気と、体内に取り込んだ酸素と血液・組織中の二酸化炭素を交換する**ガス交換**によって成り立つ。
- ガス交換は、濃度が高いほうから低いほうへと移動する**拡散現象**（**ガス分圧拡散**）により行われる。

呼吸に必要な器官
- 鼻腔から気管支までの器官を**気道**といい、さらに気道は鼻腔から喉頭までの**上気道**、気管から気管支までの**下気道**に分けられる。
- 下気道は、気管が左右に分かれて**主気管支**として肺に入り、さらに細かく分岐して細気管支、終末細気管支、末端の**肺胞**へと続く。
- 呼吸時の空気の容量を**肺気量**といい、**1回換気量**、**予備吸気量**、**予備呼気量**、**残気量**の4つで現される。その合計が全肺気量となる。

呼吸運動のしくみ
- **外肋間筋**が収縮し、横隔膜が**収縮**して下がることで、胸腔内の容積が増加する。胸腔内の気圧が大気圧より低い状態（**陰圧**）となり、圧の低い肺胞に向かって外気が入ってくる。この流れを**吸息**運動という。
- 外肋間筋や横隔膜が**弛緩**し、内肋間筋が収縮すると、胸郭は縮小して横隔膜が引き上げられる。胸腔が狭まることで、弾力性をもつ肺胞により空気が押し出される。この流れを**呼息**運動という。
- **吸息**運動と**呼息**運動を合わせて**呼吸**運動という。

呼吸の調節機能
- 呼吸運動は、脳幹の延髄にある呼吸中枢により、血液中の**酸素分圧**が一定になるようにコントロールされている。
- 血液中の酸（**二酸化炭素**）は呼吸によって排出され、塩基（**重炭酸イオン**）は腎臓によって排泄・再吸収されることで、つねに酸と塩基のバランスが一定に保たれている。この状態を**酸塩基平衡**という。
- 血液が酸性に傾いた病態をアシデミア、酸の濃度を上げる病態を**アシドーシス**という。アルカリ性に傾いた病態をアルカレミア、塩基の濃度を上げる病態を**アルカローシス**という。

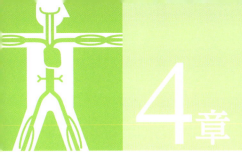

4章

栄養や酸素をめぐらせる（循環器系）

循環器系の役割	62
血管の役割と構造	63
血圧と心臓	67
心臓の役割と構造	68
心臓のポンプ作用	70
心臓の電気的興奮	72
心臓の機能不全	75
冠状動脈と冠循環	76
コラム●狭心症と心筋梗塞	77
特殊な循環	78
リンパ系のはたらき	81
コラム●浮腫（むくみ）とは？	82
4章のまとめ	83

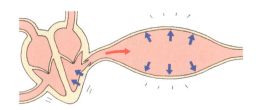

循環器系の役割

■血液・体液を全身の組織に運搬

　循環器系は、血液およびリンパ液の循環により、体じゅうの組織に酸素や栄養素を運搬するシステムである。血液を循環させる役割を、心臓（→p.68）と血管からなる血液系が、リンパ液を循環させる役割を、リンパ管やリンパ節からなるリンパ系（→p.81）が担っている。一般的に循環器系というと血液系を指す。

　血液系の循環は、心筋の収縮と拡張によるポンプ作用と、血管の弾力性から生じる圧力により血流が生まれることで成り立つ。血液循環は、心臓から肺を通る肺循環と、肺からの血液を全身の組織に運ぶ体循環に大きく分けられる（図4-1）。

　肺循環では、体内組織で不要となった二酸化炭素を多く含む血液が心臓から送り出され、肺動脈を通って肺へと進み、肺胞で二酸化炭素が排出される。代わりにガス交換（→p.53）によって換気で取り込んだ酸素を受け取り、酸素を多く含んだ血液が肺静脈を通って心臓に戻る。

　これに対し、体循環では、肺から心臓に戻った血液が、大動脈によって全身の組織に向かって送り出される。酸素を豊富に含んだ動脈血は、全身の細胞に酸素を運ぶ。各細胞からはエネルギー代謝の際に産出された二酸化炭素を受け取り、大静脈を通って心臓に戻る。

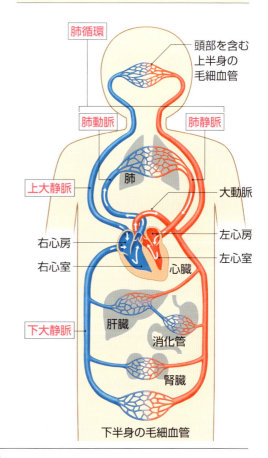

図4-1 全身の血液循環

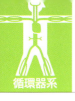

血管の役割と構造

■血液を循環させるための交通路の役割を担う

　血管は、心臓から血流によって全身に血液を運び、全身に運び終わった血液を心臓に戻す交通路としての役割をもつ組織である。役割に応じて、動脈、静脈、毛細血管の3種類に分けられる。

　動脈も静脈も、基本構造は内腔側から内膜、中膜、外膜という3層構造になっており、末梢に向かって血管は細くなっていく。細くなった細動脈では外膜がなくなり、末梢の毛細血管（→p.64）ではさらに中膜もなくなり内膜だけになる。

　また、動脈と静脈では、役割の違いから血管壁の厚さと弾力性に構造的な違いがある。動脈は、心臓から全身へ血液を送り出す経路で、心臓から勢いのよい血流が押し出されるため、その血圧（→p.67）に耐えられるように血管壁が厚く、弾力性に富んでいるのが特徴である。一方、静脈は全身から心臓に戻される血液の経路で、動脈に比べて血圧は低いため、血管壁は薄く弾力性よりも伸展性のある構造となっている（図4-2）。血液の逆流を防ぐための弁があることも、静脈の特徴のひとつである。

図4-2 動脈と静脈の構造

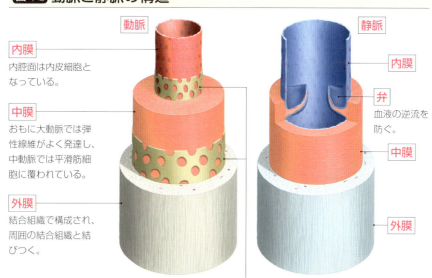

内膜と中膜の間にある弾性線維の層を内弾性板、中膜と外膜の境界にある弾性線維の層を外弾性板という。

■組織に隣接して酸素や栄養を送る毛細血管

　動脈は、大動脈から中動脈、小動脈、細動脈へと少しずつ分岐を繰り返しながら末梢に向かって細くなっていき、赤血球が通過できる程度の極細の毛細血管へとつながる。

　毛細血管には外膜や中膜はなく、内膜の内皮細胞のみで構成されており、各組織に隣接して毛細血管網を形成し、組織との間で酸素や栄養素、二酸化炭素などの物質交換が行われている（→p.65）。

　各組織から受け取った二酸化炭素や老廃物は、毛細血管から細静脈、小静脈、中静脈、大静脈と徐々に太くなる静脈ルートで心臓へと運ばれる。毛細血管とつながる細動脈壁には前毛細血管括約筋があり、その収縮や弛緩によって毛細血管へ流れる血流が減少または増加するよう調整されている（図4-3）。

　また、皮膚の毛細血管は体温調節をするはたらきもあり、暑いときには血流を増やして体熱を放散したり（→p.134）、気温が低いときには体熱の放散を防ぐために、短絡路を利用して血流を減少させることもできる。

図4-3 毛細血管網の血流

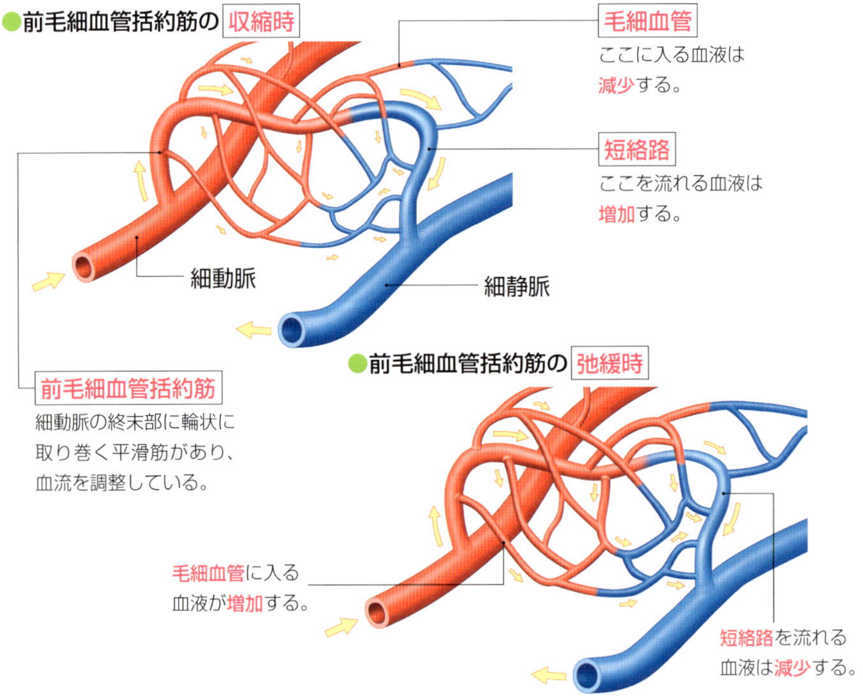

●前毛細血管括約筋の 収縮時

毛細血管
ここに入る血液は減少する。

短絡路
ここを流れる血液は増加する。

細動脈　　　細静脈

前毛細血管括約筋
細動脈の終末部に輪状に取り巻く平滑筋があり、血流を調整している。

●前毛細血管括約筋の 弛緩時

毛細血管に入る血液が増加する。

短絡路を流れる血液は減少する。

■毛細血管で行われる物質交換

　毛細血管の血管壁は非常に薄い一層の膜となっており、すき間から酸素や栄養素を含んだ液体（血漿）が血管外に移動できるため、毛細血管と接している各組織は血管壁を通じて物質交換が可能となる。このため、毛細血管は交換血管ともいわれる。

　毛細血管から各組織へは、まず血漿が毛細血管を通り抜けて毛細血管と細胞とのすき間（間質）に移動する（図4-4）。血漿は90％以上が水分で、そのほかにたんぱく質、グルコース、脂質などの栄養分やナトリウムイオン、カリウムイオンなどの各種イオンが含まれている（→p.86）。毛細血管から漏出した血漿は、間質でそれらの成分を含む間質液となり、各細胞は間質液から必要な物質を取り込む。

　代わって各細胞で不要となった二酸化炭素や老廃物などは、間質に排出される。間質液中の二酸化炭素や老廃物は、血漿が受け取って毛細血管へ移動し、静脈を介して心臓に運ばれる。血漿として血液に戻るのは間質液の一部で、たんぱく質を含む間質液の多くはリンパ管に移ってリンパ液となる（→p.81）。

図4-4 毛細血管と細胞との物質交換

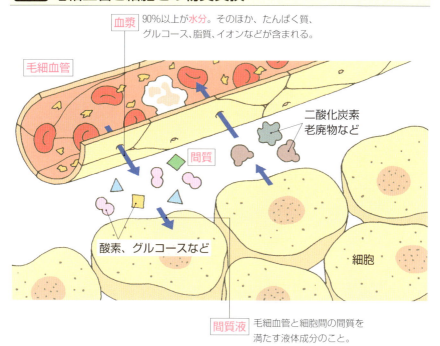

血漿：90％以上が水分。そのほか、たんぱく質、グルコース、脂質、イオンなどが含まれる。

毛細血管

二酸化炭素 老廃物など

間質

酸素、グルコースなど

細胞

間質液：毛細血管と細胞間の間質を満たす液体成分のこと。

■浸透圧により濃度勾配を調整

血液と間質液、間質液と細胞内液との間での物質交換が行えるのは、濃度勾配による拡散現象や細胞膜間の浸透圧のはたらきが大きくかかわっている。

濃度勾配とは溶液内での物質の濃度の違いのことで、濃度勾配がある場合、濃度が高いほうから低いほうへ移動する拡散現象により、酸素は酸素濃度が高い毛細血管から低い組織液に移動し、二酸化炭素濃度は組織液のほうが高いため、組織液から毛細血管内に移動する。

また、毛細血管および各細胞の細胞膜には、小さな粒子である溶媒(水)は通過できるが溶質(イオン、グルコースなど)は通過できない、半透膜という性質がある。半透膜で仕切られた2つの液体で濃度勾配がある場合、濃度が低いほうから高いほうへ水が移動することで、同じ濃度になろうとする。この際、濃度が高いほうの圧力が高いと水が移動できなくなるため、水の移動を調節して均衡を保つための圧力が必要となる。この力を浸透圧という(図4-5)。

図4-5 浸透圧のしくみ

細胞膜および血管壁は半透膜であり、細胞内液、間質液、血液は半透膜で仕切られている。半透膜には、小さな粒子だけが通過できる孔があり、グルコース(糖)、イオンとしてのナトリウムやカリウムなどは通り抜けることができず、水などの小さな粒子だけが通過できる。

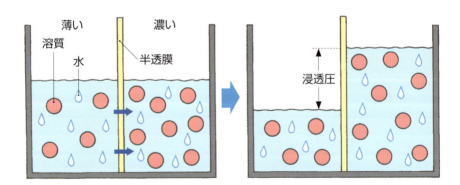

半透膜を境にして濃度勾配がある場合は、濃度が低いほうから高いほうに溶媒(水)が移動して、濃度が均一になるように調節する。半透膜を通しての拡散現象を、浸透現象ともいう。

浸透現象で溶媒(水)が移動するとき、バランスが保たれるように浸透圧によって水の出入りが調節される。濃度差が大きいほど移動する水の量も増えることから、大きな浸透圧が必要となる。

血圧と心臓

■血流の圧力によって生じる

血管内を流れる血液の圧力が血管を押し広げる力のことを血圧という。心臓のポンプ機能により心臓から送り出される血液量(心拍出量→p.71)と、血管の弾力性(血管抵抗)などによって変動する。

心臓が収縮しているときは、心臓にある血液が一気に血管へ送り出されるため、血液が血管を押す圧力が高まる。このときに示す最大血圧を、収縮期血圧という。

逆に、心臓が拡張しているときは、心臓から血管に血液が流れ込んでいないため血圧は下がるが、血管に弾力性があるため一定の圧力が保たれる。このときの最小血圧を拡張期血圧という。

血圧は、心臓(左心室)に近い大動脈でもっとも高く、動脈、細動脈、毛細血管と、心臓から離れて血管が細くなるにつれて徐々に低くなっていく。静脈の血圧は動脈に比べて大幅に低くなっており、通常、血圧とは動脈の血圧のことを指す。

図4-6 血圧のしくみ

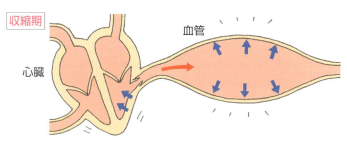

心臓の収縮期には心拍出量が上がるため血圧は高くなる。一般的に収縮期血圧を上の血圧とよぶこともある。

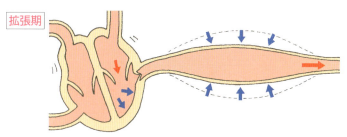

心臓の拡張期には心拍出量は低下するため血圧が下がる。拡張期血圧を下の血圧とよぶこともある。

一般の血圧の測定では、「収縮期血圧140mmHg以上」もしくは「拡張期血圧90mmHg以上」で高血圧となる。

心臓の役割と構造

■血液を全身にめぐらせるためのポンプ

　心臓は、血液を全身に送るためのポンプの役割を果たしており、ポンプ作用（→p.70）を担う4つの部屋と、血液の逆流を防ぐ4つの弁で構成されている（図4-7、4-8）。上側の2つの部屋を心房、下側の2つの部屋を心室といい、心房は血液をためておく部分で、心室は血液を押し出すはたらきをしている。心室の壁が厚い心筋の層となっていることで、心筋の収縮によって全身に血液を送り届けることができる。

　まず静脈血が右側の心房（右心房）に入り、右側の心室（右心室）を通って肺動脈を介して肺に送り出される。肺で酸素を受け取った血液は肺静脈を介して左側の心房（左心房）へ入り、左側の心室（左心室）からポンプ作用で大動脈へ勢いよく送り出され、全身を循環する。

図4-7 心臓の断面図

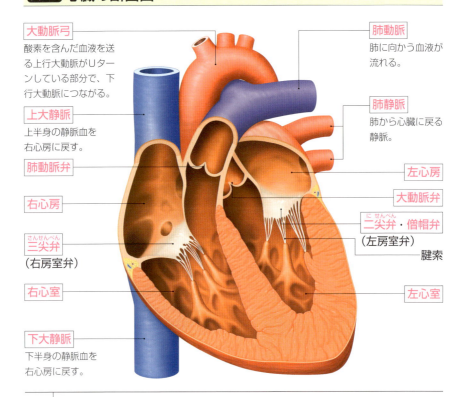

- **大動脈弓**：酸素を含んだ血液を送る上行大動脈がUターンしている部分で、下行大動脈につながる。
- **上大静脈**：上半身の静脈血を右心房に戻す。
- **肺動脈弁**
- **右心房**
- **三尖弁（右房室弁）**
- **右心室**
- **下大静脈**：下半身の静脈血を右心房に戻す。
- **肺動脈**：肺に向かう血液が流れる。
- **肺静脈**：肺から心臓に戻る静脈。
- **左心房**
- **大動脈弁**
- **二尖弁・僧帽弁（左房室弁）**
- **腱索**
- **左心室**

■弁のはたらきでスムーズな血流を保つ

　血液の逆流を防いでスムーズな血流を保つために、心室の入り口と出口には弁が備わっている。

　心房と心室の間にある弁を房室弁（尖弁）といい、心室が収縮して動脈に血液を送り出す際に心房に逆流しないようにするはたらきがある。先は平たく、先端は結合組織が帯状になった腱索が心室内の乳頭筋とつながっており、心室の心筋が収縮する際に乳頭筋も収縮して房室弁を引っ張って弁を閉じる構造となっている。右の房室弁は三尖弁、左の房室弁は二尖弁あるいは僧帽弁ともよばれている。

　心室の出口にある弁は、肺動脈弁、大動脈弁とよばれ、動脈に送り出した血液が心臓に逆流しないようにするはたらきがある。3枚の弁葉が心室方向に凸型の構造となっており、心室拡張時に動脈に送り出した血液の圧が心室内の圧よりも高くなった場合、血液が心臓に戻らないように弁を閉じる。心室が収縮して内圧が動脈の血圧よりも高くなると、弁を開いて心室内の血液を大動脈、肺動脈に送り出す。

図4-8 4つの弁のしくみ

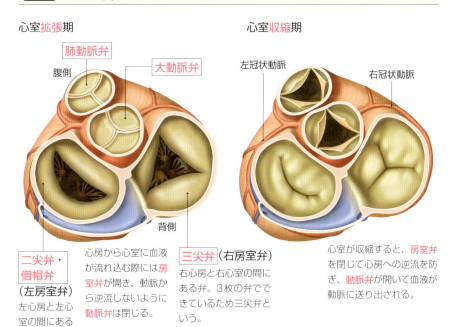

心臓のポンプ作用

■収縮と弛緩を周期的に繰り返してポンプ作用を維持

　全身に血液が送り続けられるのは、自発的に一定のリズムで収縮と拡張を繰り返す心臓のポンプ作用によるものである。

　ポンプ作用による収縮と拡張のリズムを拍動といい、1分間に70回前後、1日にするとおよそ10万回以上拍動しているといわれる。また、成人で1回の拍動のたびに、60〜70mLの血液が拍出され、1分間ではおよそ5Lの血液量になるといわれる。

　ポンプ作用による1回の拍動は、心周期とよばれている。心周期のサイクルは、大きく心室収縮期と心室拡張期に分けられ、さらに心房収縮期を含む充満期、等容性収縮期、拍出期（駆出期）、等容性弛緩期に分類される（図4-9）。心臓は4つのサイクルの心周期を繰り返し続けてポンプ作用を維持し、全身に血液を送り続けている。

図4-9 心周期サイクルのしくみ

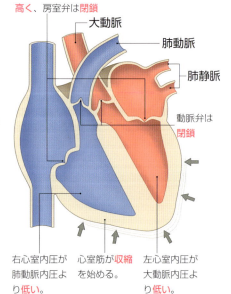

❶心房収縮期（充満期）

右心房が収縮／肺動脈弁／左心房が収縮／大動脈弁／房室弁／房室弁／右心室が拡張／左心室が拡張
心房内の血液が左右の心室に送り出される。

❷等容性収縮期

心室内圧が心房内圧より高く、房室弁は閉鎖／大動脈／肺動脈／肺静脈／動脈弁は閉鎖
右心室内圧が肺動脈内圧より低い。／心室筋が収縮を始める。／左心室内圧が大動脈内圧より低い。

4章　栄養や酸素をめぐらせる（循環器系）

■ポンプ機能の状態を示す心拍出量

1分間の拍動回数を心拍数、拍動1回当たりの血液量を拍出量といい、心拍数と1回拍出量の積を心拍出量という。心拍出量は、心拍数と拍出量が大きくかかわることから、心臓のポンプ機能の状態を示す指標となる。

1回拍出量は、心筋の収縮力と心筋が収縮するときの負荷により左右される。心筋が収縮するときの負荷には前負荷と後負荷がある。前負荷は心室が収縮する直前に心臓にかかる負荷で、左心室がもっとも広がったときの容量（左心室拡張末期容量）や内圧（左心室拡張末期圧）など、心臓に戻る静脈血量を表す。一方、後負荷は、心臓から動脈に血液を送り出すときに心臓にかかる負荷で、代表的なものが血圧である。

心筋は心室内に血液が流入すればするほど、つまり、より前負荷がかかるほど伸展して強く収縮し、1回拍出量が増大するという特性がある。これをフランク・スターリングの法則といい、戻ってくる静脈血量に応じて収縮力を調節し、心臓への血液流入量と流出量のバランスを保って心拍出量を一定に維持している。

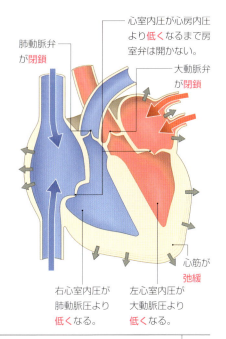

❸拍出期（駆出期）

❹等容性弛緩期

心臓の電気的興奮

■刺激伝導系が収縮・拡張のリズムをつくる

　心臓は、神経系からの命令がなくても自発的に一定のリズムで収縮・拡張を繰り返すことができる。しかし、それぞれの部位で勝手に収縮・拡張を繰り返してしまうと、全身に効率的に血液を送り出すことはできない。そこで、心臓の収縮・拡張を行う固有心筋をリズムよく一体となって動かすための電気刺激の発生と伝導を行う、特殊心筋がある。その心筋線維により心臓に一定の規則性をもって刺激が伝わる経路を、**刺激伝導系**という。

　刺激伝導系には、**洞房結節**、**房室結節**、**房室束（ヒス束）**およびその左脚と右脚、**プルキンエ線維**があり、これらすべての心筋線維に自発的に刺激を生じる機能がある（図4-10）。これを**自動能**という。なかでも洞房結節がもっとも周期が早く、収縮・拡張のリズムをつくる源となっている。

　まず洞房結節で刺激が生じ、右心房壁の心筋から左心房壁の心筋へと伝わる。心房と心室の心筋は非興奮性組織で仕切られ、電気刺激が伝えられない。そこで、心房筋の刺激は**房室結節**に集約され、そこから**房室束**を経て**プルキンエ線維**、左右の心室の**心筋**へと刺激が伝えられていく。こうしてリズムが規則正しく伝えられ、効率のよい収縮が生まれる。

図4-10 刺激伝導系の構造

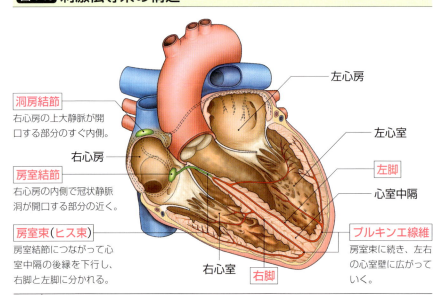

■心臓の電気信号を記録する心電図

　心臓を収縮させるための刺激は、心筋細胞が発生する活動電位(→p.74)により生じる。洞房結節から発生し、刺激伝導系により心房から心室へと電位が伝わり、拍動をつくる。

　この電位のリズムを、体の表面に電極を取り付けて記録するのが、心電図である(図4-11)。心電図では、P波、Q波、R波、S波、T波の波形が記録される。P波は心房筋全体の電位によるもの、PとQの間は刺激が房室結節から房室束に伝わる時間を表す。QRS波は心室内全体の電位の変化、T波は心室筋が拡張して次の興奮に備える際に生じる。

　刺激伝導系や心筋に異常があると、波が乱れたり、波の高さが変化したりするため、心電図は心臓の異常を発見する有用な検査である。

図4-11 心電図の波形と刺激伝導系による刺激の伝わり方

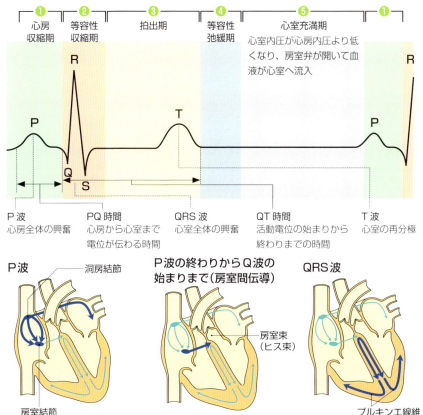

②と③が心室収縮期、④と⑤①が心室拡張期(→p.70-71)、⑤と①を合わせて充満期ともいう。

■活動電位の発生によって心筋が収縮

　心筋の細胞膜に一定の規則性をもって伝わる刺激は、電気的な活動のサイクルによるもので、これを活動電位という（→p.221）。活動電位は、細胞内外のイオンの移動にともない発生する。細胞膜には、イオンチャネルとよばれるイオンの通り道があり、チャネルが開閉することで特定のイオンが流出入する。この機能により、細胞膜電位がマイナスからプラスに変化して活動電位が発生し、心筋が収縮する引き金となる。

　心筋の細胞膜における活動電位の変化は、大きく5つの相に分けられる。まず、ナトリウムイオンチャネルが開いてナトリウムイオンが細胞内に流入することで、細胞内の電位が一気にマイナスからプラスに転じる。これを脱分極といい、この時間が0相となる。

　続く1相では、ナトリウムイオンチャネルが閉じて脱分極が終わり、膜電位がやや低下する。

　2相では、カルシウムとカリウムのチャネルが開き、細胞内にカルシウムイオンが流入、細胞外にカリウムイオンが流出することで電位のバランスを保って興奮が維持される。電位変動はほとんどなく、プラトー相ともよばれる。

　次の3相は、カルシウムイオンチャネルが閉じ、カリウムイオンが細胞外へ流出することで細胞膜の電位が静止状態に移行する時間で、これを再分極という。

　そして4相でカリウムイオンチャネルが閉じ、静止状態となる。

　心室筋が収縮している時間は活動電位持続時間といい、0相から3相まで、心電図ではQT波形となる（→p.73）。拡張期は4相にあたる。心室筋の活動電位と心電図波形の関係は、おおよそ図4-12のようになる。

図4-12 心室筋の活動電位と心電図

心電図波形

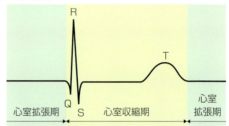

心室筋の活動電位

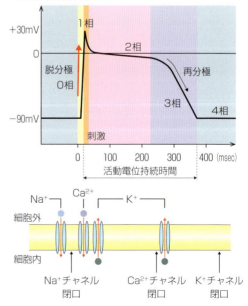

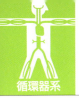

心臓の機能不全

■ポンプ機能の低下による血液循環の障害

心臓のポンプ作用に異常が起こると、全身にスムーズに血液を送り届けることができなくなり、さまざまな障害を引き起こす。この心臓の機能不全状態を**心不全**という。心臓には、動脈血が流れる左心機能と静脈血が流れる右心機能の２つのポンプ機能があり、左心機能に異常が起こると左心不全、右心機能に異常が起こると右心不全となる（**図4-13**）。

左心不全では、ポンプ機能の異常により動脈に十分な血液を拍出できなくなるほか、肺に血液が停滞することもある。血液を十分に拍出できずに**心拍出量**が低下すると、各組織が酸素不足状態となり、脳では意識障害、腎臓では尿量減少、浮腫（むくみ→p.82）、骨格筋では疲労感、皮膚ではチアノーゼなどが見られるようになる。また、肺に血液が鬱滞すると血管壁から肺胞に水分が漏出して肺水腫を招く。

一方、**右心不全**では、右心室の異常により、右心房の鬱血や、上大静脈への逆流、肺動脈への拍出量の低下などが起こる。その結果、血液の鬱滞による頸静脈の怒張、消化管の浮腫や肝腫大による消化器症状、足の浮腫、胸水、腹水などの症状が見られるようになる。

図4-13 左心不全と右心不全

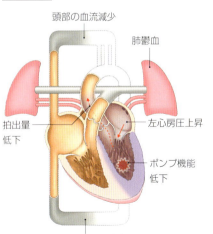

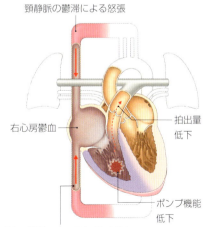

冠状動脈と冠循環

■心臓の表面を取り巻き心臓自身に血液を送る

　心臓は、全身に酸素や栄養を送り届けるために絶え間なく収縮を繰り返しているが、心臓自身にも心筋を動かすためのエネルギーが必要である。心臓に血液を供給し、心筋のはたらきを支えている血管を冠状動脈（冠動脈）という。

　冠状動脈には右冠状動脈と左冠状動脈があり、それぞれ枝分かれを続けて心臓の表面を取り囲み、隅々まで血液を送っている（図4-14）。

　左冠状動脈は前下行枝と回旋枝とに分かれ、左心室壁の大半と右心室壁の前内側部などに、右冠状動脈は右心室の大半と左心室の後内側部などに血液を送っている。冠状動脈から心筋に送られた血液は、背側の冠状溝にある冠状静脈洞（図では省略）から、静脈血として右心房に戻される。

　通常、心室が収縮したときに動脈血が送り出されるが、冠状動脈では心室拡張時に血液が流れ、収縮時には血流は減少する。

図4-14 心臓を取り巻く冠状動脈

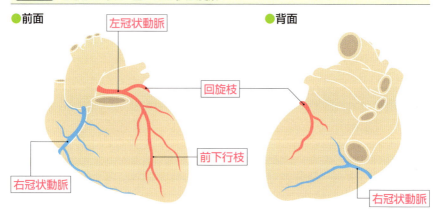

●心室横断面

左冠状動脈のほうが血液供給している領域が広い。右と左の冠状動脈で血液供給している領域を横断図で色分けすると、おおよそ右図のようになる。

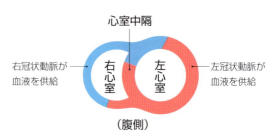

■冠循環で必要な酸素と栄養分をつねに心臓に供給

　心筋は絶えず収縮を繰り返しているため、その仕事量は非常に大きく、冠状動脈はその仕事量に応じた酸素と栄養分を心筋に送っている。この冠状動脈による心臓独自の血液循環システムを、冠循環という。

　冠循環には安静時の心拍出量全体の約5％が供給されるが、心筋のエネルギー産生には非常に多くの酸素が必要で、冠状動脈から冠静脈へと循環する間に血液中の酸素の約70％が心筋に使われるといわれる。脳と同様に心臓が機能しなくなると生命維持にかかわることから、冠循環の血流量は心室の仕事量に応じて増減し、酸素の供給が一定に保たれるように調節する機能が備わっている。

　また、心筋は収縮と弛緩を繰り返していることから、収縮期には心筋内の血管は圧縮されるため、おもに拡張期に血流が起こることが冠循環の特徴のひとつといえる。そのため、心内膜は酸素の需要がより高くなっており、そのぶん酸素不足（心筋虚血）に陥りやすくなっている。

狭心症と心筋梗塞

　動脈硬化などによって冠状動脈が狭くなったり（狭窄）詰まったり（閉塞）すると、心筋への血流が滞って心臓に障害が起こる。この冠状動脈の狭窄や閉塞が原因となる疾患の総称を虚血性心疾患といい、狭心症と心筋梗塞が代表的な疾患としてあげられる。

　狭心症は、冠状動脈内が狭くなることで一時的に血流が減少して心筋への血液供給が不十分となり、胸痛などの症状が現れる疾患である。さらに、動脈硬化が進んで血栓などが生じることで冠状動脈内が詰まり、心筋への血流に障害が起こって心筋が壊死を起こす状態が心筋梗塞である。心筋梗塞では、壊死した心筋の範囲が多くなると、ポンプ機能が極端に低下して危険な状態となる。

労作性狭心症
動脈硬化による血管内膜の部分的肥厚（プラーク）が、血管内を狭めて血流を障害する。

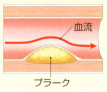

冠攣縮性狭心症
冠状動脈に攣縮が起こることで、一時的に血管が狭まる。

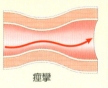

不安定狭心症
プラークが破綻して血栓ができ、さらに内腔が狭まって血流障害が悪化する。

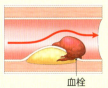

心筋梗塞
プラークが破綻してできた血栓が大きく、血管の内腔が完全に閉塞してしまう。

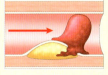

特殊な循環

■大量の血流量を必要とする脳循環

　脳に血液を供給する循環器系を脳循環という。体重に占める脳の割合が約2％なのに対し、安静時の心拍出量の約15％の血液が脳循環に供給されている。これは、その分エネルギー代謝がさかんであることを示している。脳にはエネルギー代謝に必要なグルコースなどの備蓄がほとんどないため、重要な器官である脳の恒常性を維持するためには、つねに酸素やグルコースを含む大量の血液が必要とされる。そのため、脳への血流を一定に保ち脳循環を調節する機能が備わっている。

　脳の下面には六角形の輪状に脳底部を取り囲む血管群があり、ウィリス動脈輪(大脳動脈輪)とよばれている。仮に1か所が詰まっても、ほかの血管から脳に血液が供給されるようになっており、脳の血液循環のリスクを軽減し、血流を調節する安全装置の役割を果たしている。

　一方、脳の血管は体のほかの血管に比べて二酸化炭素分圧の変化にとくに敏感で、二酸化炭素が少しでも増加すると脳血流量も増加して脳血管を拡張させ、逆に少しでも減少すると脳血流量も減少して収縮する。

図4-15 脳底のウィリス動脈輪

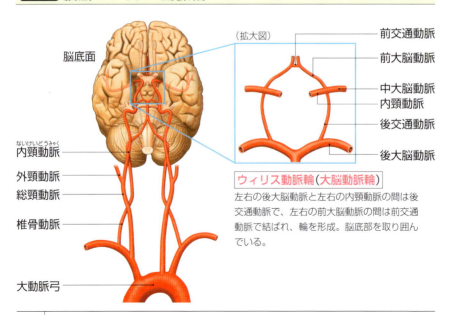

ウィリス動脈輪(大脳動脈輪)
左右の後大脳動脈と左右の内頸動脈の間は後交通動脈で、左右の前大脳動脈の間は前交通動脈で結ばれ、輪を形成。脳底部を取り囲んでいる。

■最終的に肝臓で処理して全身循環に戻す内臓循環

　胃、肝臓、脾臓、膵臓、小腸、大腸に血液を供給する循環路が、内臓循環である。安静時でも心拍出量の20〜30％が循環する、体内の最大の血液循環路である。

　内臓循環では、腹腔動脈から胃、脾臓、膵臓へ、腸間膜動脈から膵臓、小腸、大腸へ、肝動脈から肝臓へ血液が流れ、胃、脾臓、膵臓、小腸、大腸から門脈を介して肝臓に集まる。この直列構造は、体の中でも特殊であるが、最終的に肝臓で代謝・解毒・排泄などを行った後に全身循環へと戻る合理的なシステムとなっている（図4-16）。これにより、栄養の代謝を集中的に行って各組織で栄養分が過剰に利用されるのを防いだり、有害成分が全身にめぐるのを防いでいる。

　内臓循環は最大の血液循環路である一方で、体内のほかの組織で血液が必要になったときに、交感神経の作用によってその組織に血液を回すことができる貯蔵所としての役割ももっている。重度の出血が起こった場合、内臓循環は代謝を維持できる必要最小限のレベルになるといわれる。

図4-16 内臓循環の流れ

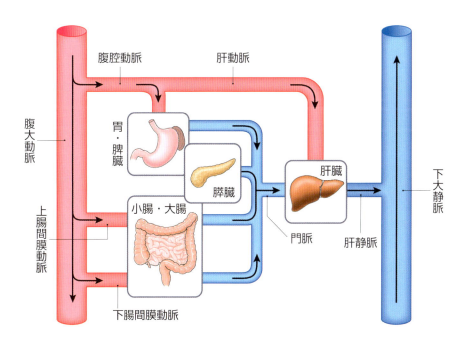

■低酸素性肺血管収縮は肺循環の特殊な血流調節

肺循環では、通常、能動的な血流調整は行われないが、特殊な場合に血流量を調整するシステムが備わっている。

肺胞の酸素分圧(P_AO_2)が低下した場合に、その肺胞に隣接する細動脈の血管平滑筋を収縮させ、肺動脈圧を高めて換気が低下した肺胞への血流量を減らすようにはたらく。これを低酸素性肺血管収縮反応といい、結果として血流が再配分され、酸素分圧が正常なほかの肺胞の血流量の増加につながる(図4-17)。

局所ではこの調節によって低酸素血症の悪化などを抑えるようにはたらくが、広範囲で生じた場合などは、肺動脈の抵抗を高めて肺高血圧症につながる危険もある。

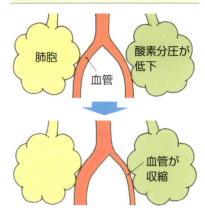

図4-17 低酸素性肺血管収縮

何らかの原因により換気が低下し、肺胞の酸素分圧が低下すると低酸素性肺血管収縮が起こり、正常な肺胞への血流量が増加する。

■交感神経のはたらきで運動時に筋肉の血流量は増加

骨格筋循環では、運動時に大きく血流量を増加させる機能がはたらくようになっている。

安静時には、筋線維と平行して走る毛細血管に筋肉の代謝に必要な分だけの血流があるが、運動などにより骨格筋を直接支配する交感神経が興奮すると、筋肉内の血管が拡張し、安静時には血流の少なかった毛細血管にも血液が流れるように調節される。

交感神経(→p.153)は、運動時には、筋肉外の動脈の平滑筋収縮を促進して血圧を上昇させる一方、筋肉内の動脈の平滑筋収縮を抑制して血管を拡張させるようにはたらく。この交感神経の作用により、運動時には筋肉外の組織から筋肉内の組織に優先的に血液が流れるしくみとなっている。

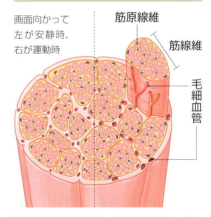

図4-18 骨格筋の筋線維と血管

画面向かって左が安静時、右が運動時

骨格筋には筋線維束内の筋線維と平行して高密度に毛細血管が走り、筋線維1つ当たり3～4本の毛細血管をともなっている。このような構造が、効率のよい物質交換を可能にしている。

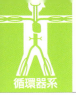

リンパ系のはたらき

■リンパ流は第2の体液路

　リンパ節、リンパ管、胸管などの**リンパ器官**により、過剰となった組織液を静脈に運ぶ役割を担っているのが、**リンパ系**である。リンパ管は血管に沿って全身を走り、ところどころに丸くふくらんだ**リンパ節**が分布する。リンパ流は、血液循環に次ぐ第2の体液路ともいわれる。

　リンパ管を流れる**リンパ液**は、もとは毛細血管から漏出した血漿が間質で組織液（間質液）となったもので、**浸透圧**（→p.66）により血管内に戻らずに間質に残った間質液は、リンパ管に回収されて静脈に合流する。リンパ液はとくに、**たんぱく質**や脂質を回収するのに重要な役割を果たしている。

　リンパ節は**B細胞**や**T細胞**などの免疫細胞が集まっている場所であり、外部から侵入した細菌やウイルスを血液系に侵入させないようにして体を守るという、免疫機能としてのはたらきも担っている（→p.99）。

図4-19 血液循環とリンパ流

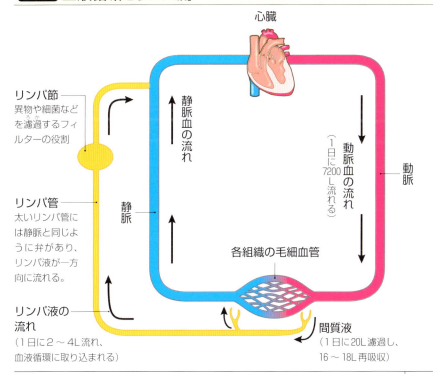

浮腫(むくみ)とは?

血管内の水分である血漿が血管外へ漏れ出し、間質内の間質液(組織間液)が増加した状態を浮腫という。一般的にいう「むくみ」とはこの状態を指す。

毛細血管内の血漿が増加したり、内圧が高まることで漏出が増加したり、また毛細血管内の浸透圧が低下することで血管内に間質液を戻すことができないといったことが原因となり、間質液が増加する。

浮腫は、大きく全身性浮腫と局所性浮腫に分けられる。全身性浮腫は、一般的には心疾患や腎不全、肝硬変、がんなどの全身性疾患にともなって全身に現れることが多いが、同じ疾患でも同じ部位に同様の浮腫症状が出るとは限らない。

一方、局所性浮腫は、下肢静脈瘤やリンパ浮腫といった静脈およびリンパ管の閉塞によるものや、熱傷や打撲、虫刺されなど局所の炎症により毛細血管の透過性が高まって、血管内から間質への体液移行が促進されることで起こる。

浮腫の治療としては、原因疾患の治療が最優先となるが、食塩や水分の摂取制限も改善効果があるといわれる。また、利尿薬によって食塩を尿中に排泄する薬物療法も、浮腫の改善には有効となっている。

●浮腫の原因となるおもな疾患

原因	全身性	局所性
毛細血管の内圧上昇	心不全	血栓性静脈炎
膠質浸透圧の低下	腎不全、ネフローゼ症候群、肝硬変	
栄養障害	がん(悪性腫瘍)、摂食障害	
リンパ管閉塞		リンパ浮腫、下肢静脈瘤、がん(悪性腫瘍)
毛細血管の透過性亢進		熱傷、炎症、虫刺され、骨折、打撲

浮腫のサイン

下肢の皮膚を指で押したあとがしばらく消えずに残ること(下肢の圧痕)で、浮腫を確認できる。
圧痕ができにくい甲状腺機能低下症やリンパ性浮腫などもある。
画像提供:
東京慈恵会医科大学 青山尚文

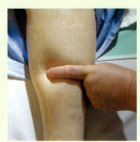
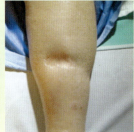

4章のまとめ

循環器系の役割
- 循環器系は、血液およびリンパ液の循環により、酸素や栄養素を体中の組織に運搬する。
- 血液循環は、心臓から肺を通る肺循環と、肺からの血液を全身の組織に運ぶ体循環に分けられる。

血管の役割と構造
- 血管は、動脈、静脈、毛細血管からなり、血液が全身をめぐるための交通路の役割を果たす。
- 血管の基本構造は内腔側から内膜、中膜、外膜の3層構造で、細動脈は内膜と中膜のみ、毛細血管は内膜のみで構成される。
- 動脈の血管壁は厚く弾力性に富み、静脈の血管壁は薄く伸展性がある。静脈には血液の逆流を防ぐための弁もある。
- 毛細血管の血管壁は薄い一層の膜で、各組織に隣接して毛細血管網を形成し、間質液を介して各組織との間で物質交換が行われる。
- 溶液内での物質の濃度の違いを濃度勾配といい、濃度が高いほうから低いほうへ移動することを拡散現象という。
- 血液と間質液、間質液と細胞内液との間での物質交換は、濃度勾配による拡散現象および細胞膜間の浸透圧のはたらきによる。
- 毛細血管および各組織の細胞膜は、一定の大きさの分子しか通過できない半透膜の性質をもつ。半透膜を通過できない分子に濃度勾配がある場合、浸透圧とよばれる圧力で水を移動させて濃度調節を行う。

血圧と心臓
- 血流による圧力が血管を押し広げる力を血圧という。
- 心臓から送り出される血液量(心拍出量)と、血管の弾力性(血管抵抗)などによって血圧は変動する。
- 血液が血管に送り出される心臓収縮時の血圧を収縮期血圧という。
- 血管に血液が流入しない心臓拡張時の血圧を拡張期血圧という。
- 通常、血圧とは動脈血圧を指す。静脈血圧は動脈に比べて大幅に低い。

心臓の役割と構造
- 心臓は、心筋の収縮により血液を全身に送るポンプの役割を果たす。
- 血液をためておく上側の2つの部屋を心房、血液を押し出す下側の2つの部屋を心室という。
- 心室の入り口と出口には、血液の逆流を防ぐための弁が備わっている。

心臓のポンプ作用
- 自発的に一定のリズムで収縮と拡張を繰り返し、全身に血液を送る心臓のはたらきを、ポンプ作用という。
- ポンプ作用による収縮と拡張のリズムを拍動、1回の拍動を心周期という。1分間の拍動回数を心拍数、拍動1回あたりの血液量を拍出量、心拍数と1回拍出量の積を心拍出量という。
- 心筋収縮時に心臓にかかる負荷のうち、心室が収縮する直前の負荷を前負荷、心臓から動脈に血液を送り出すときの負荷を後負荷という。
- 心筋は前負荷がかかるほど伸展して強く収縮し、1回の拍出量が増大する。これをフランク・スターリングの法則といい、戻ってくる静脈血量に応じて収縮力が調節され、心拍出量を一定に維持する。

心臓の電気的興奮
- 心臓には、心筋を規則正しいリズムで動かすための刺激伝導系という特殊心筋がある。刺激は洞房結節から開始する。
- 刺激伝導系を伝わる刺激は、活動電位によって生じる。活動電位は細胞内外のイオンの移動にともない発生する。

心臓の機能不全
- 心臓のポンプ作用異常による機能不全状態を心不全といい、左心機能に異常が起こると左心不全、右心機能に異常が起こると右心不全となる。

冠状動脈と冠循環
- 心臓自身に血液を供給している血管を冠状動脈（冠動脈）という。
- 冠状動脈では、通常とは逆に、拡張時に血液が流れ、収縮時に血流は減少する。この心臓独特の血液循環を、冠循環という。

特殊な循環
- 脳に血液を供給する循環器系を脳循環という。ウィリス動脈輪とよばれる血管構造などにより、脳への血流を一定に保つ機能が備わる。
- 胃、脾臓（ひぞう）、膵臓（すいぞう）、小腸、大腸に流れた血液が、門脈を介して肝臓に集まる血液循環路を内臓循環という。
- 肺胞の酸素分圧が低下した場合に、肺動脈圧を高めて正常な肺胞への血流量を増加させる特殊な肺循環反応を、低酸素性肺血管収縮という。
- 骨格筋循環では、運動時に大きく血流量が増加する機能がはたらく。

リンパ系のはたらき
- 間質に残った間質液を静脈に戻すはたらきをするのがリンパ系で、血液循環に次ぐ第2の体液路ともいわれる。
- リンパ節は、免疫機能としてのはたらきも担う。

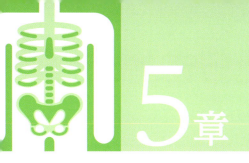

5章

体をめぐり、守る（血液・造血系）

血液のはたらきと成分 …………………………… 86
血液がつくられるしくみ ………………………… 87
　コラム●エリスロポエチンを遺伝子組み換えでつくる…90
赤血球のはたらき ………………………………… 91
　コラム●赤血球の寿命 …………………………… 95
白血球のはたらき ………………………………… 98
血小板のはたらき ………………………………… 100
　コラム●造血幹細胞を利用した治療 …………… 102
5章のまとめ ……………………………………… 103

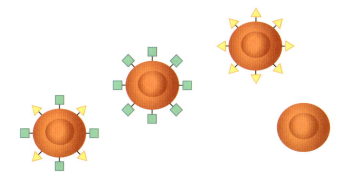

血液・造血系

血液のはたらきと成分

■血液のおよそ半分が酸素の運搬役である赤血球

血液の成分は、大きく血漿成分と血球成分に分けられる(図5-1)。

血漿成分の約9割は水分で、残りはアルブミン、フィブリノゲン、グロブリンなどのたんぱく質、コレステロールなどの脂質、グルコースなどの栄養分が溶け込んでいる。

血球成分は、赤血球、白血球、血小板からなる。そのほとんどを酸素と二酸化炭素の運搬役である赤血球(→p.91)が占めている。白血球には、おもに細菌やウイルスなどの異物(抗原)が体内に侵入したときに、それらを排除して生体を守るはたらきがあり(→p.98)、血小板は止血にかかわる血液凝固の役割(→p.100)を担っている。

図5-1 血液の成分

抗凝固薬を加えて遠心すると、血漿、バッフィーコート(白血球と血小板)、赤血球に分離する。

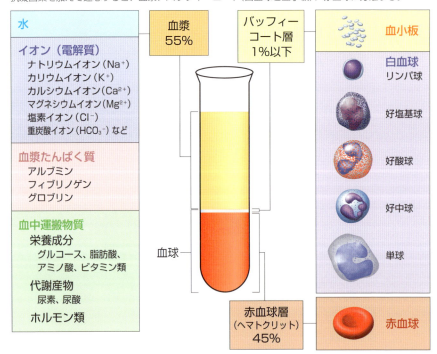

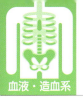

血液がつくられるしくみ

■血液は骨の内部にある骨髄でつくられる

　ヒトの血球（血液細胞）は、胎生期には脾臓や肝臓でつくられる（→p.189）が、出生後の血球はおもに骨髄でつくられる（骨髄造血）。骨髄は、骨の内部にある髄腔や海綿骨のすき間を満たしているやわらかい組織で、血球の源となる造血幹細胞（→p.88）が存在している（図5-2）。

　造血機能をもつ骨髄は、乳幼児ではほぼ全身にあるが、成人ではおもに胸骨、肋骨、椎骨、骨盤など、比較的大きく体の中心となっている骨にある。赤血球造血のさかんな骨髄は赤い色をしており、赤色骨髄とよばれる。白血球形成機能が強い骨髄の場合は灰黄色をしており、造血機能がない脂肪で満たされた骨髄は黄色骨髄（脂肪髄）とよばれる。

　脾臓は大量出血のときなどに骨髄をサポートするために血液をつくるほか、古くなり役目を終えた赤血球や白血球を破壊するはたらきもある。

図5-2 骨の内部を満たす骨髄

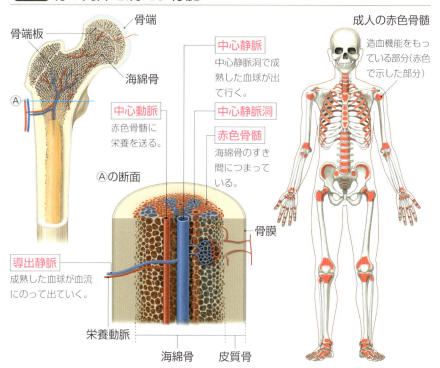

■血球は造血幹細胞から分化

　赤血球は毎日2000億個ほどが寿命を終え、それを補うために同じ量がつくられる。白血球の好中球は毎日500億〜700億個、血小板は約1000〜2000億個がつくられる。これらの血液細胞の源となるのが造血幹細胞である。

　造血幹細胞は、自分の複製をつくる能力（自己複製能）と、赤血球、白血球、血小板のいずれの血球系統にも分化する能力（多分化能）をもつ。成人の骨髄では幹細胞が2つに分裂した場合、2つの細胞がともに親細胞と同じ幹細胞になるか、少なくとも1つの細胞が幹細胞になる性質（自己複製）をもち、生涯にわたって血球産生が持続される。

　造血幹細胞はまず、骨髄系幹細胞とリンパ系幹細胞に分化する。骨髄系幹細胞はさらに増殖・分化し、骨髄内で赤血球、血小板、顆粒球（好中球など）、単球の前駆細胞となる（図5-3）。リンパ系幹細胞は増殖・分化してリンパ球（T細胞、B細胞、NK細胞など）の前駆細胞になる。B細胞とNK細胞は骨髄で成熟するが、T細胞の前駆細胞は骨髄を出て胸腺で成熟する。

■造血幹細胞の増殖・分化に必要なサイトカイン

　造血幹細胞の分化では、サイトカイン（生理活性物質）の仲間であるさまざまな造血因子が、血球前駆細胞膜上の受容体に結合し作用する。

　それぞれの系統の血球前駆細胞は、特異的な造血因子の作用を受けて最終分化し、成熟した末梢血球になる。たとえば赤血球はエリスロポエチン（EPO）、好中球はG-CSF、血小板はトロンボポエチン（TPO）の刺激を受けて成熟血球が誕生する。

●造血にかかわるおもなサイトカイン

代表的なサイトカイン		おもな機能
インターロイキン（IL）	IL-1	T細胞活性化、マクロファージ活性化
	IL-2	T細胞の増殖・分化
	IL-3	造血前駆細胞の分化促進
	IL-4	B細胞の活性化
	IL-5	B細胞の増殖・分化、好酸球の増殖・分化
	IL-6	B細胞の増殖・分化
	IL-7	リンパ球系前駆細胞、未熟細胞の分化・成熟
	IL-9	マスト細胞の増殖・分化
	IL-11	造血制御
	IL-15	T細胞の増殖・分化

図5-3 造血幹細胞から血球への分化

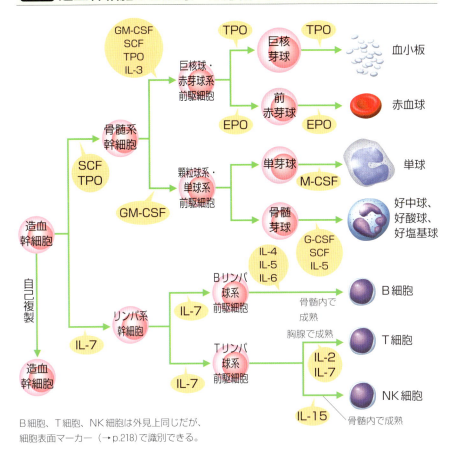

B細胞、T細胞、NK細胞は外見上同じだが、細胞表面マーカー（→p.218）で識別できる。

●造血にかかわるおもなサイトカイン

代表的なサイトカイン		おもな機能
造血因子 （CSF：コロニー 刺激因子）	SCF	骨髄系とリンパ系細胞の増殖
	GM-CSF	骨髄球系、単球系細胞の増殖・分化
	G-CSF	好中球の増殖・分化
	M-CSF	マクロファージの増殖・分化
	EPO	赤血球系前駆細胞の増殖・分化
	TPO	巨核球の増殖・分化、血小板の産生調節
インターフェロン	IFN-β	B細胞の増殖・分化（IL-6と同じ作用）
	IFN-γ	マクロファージ・NK細胞の活性化、IL-4に対する拮抗作用

エリスロポエチンを遺伝子組み換えでつくる

エリスロポエチン（EPO）は、おもに腎臓でつくられる糖たんぱく質ホルモンで、赤血球の産生を促進する造血因子の一種である。もともと腎臓で微量に産生される物質だが、再生不良性貧血や慢性腎不全による腎性貧血など、赤血球数減少が原因となる貧血症の治療薬にならないだろうかと、長い間研究が続けられてきた。

研究が困難を極めるなか精製に成功したのが、熊本大学医学部の宮家隆次博士である。宮家博士は、貧血患者から排泄される尿の中に、赤血球をつくろうとする造血因子が漏れ出ていると考え、再生不良性貧血患者の尿に注目した。そして2.5tという大量の尿を集めて得た4.5gの容器25本を、この分野の第一人者であるアメリカのシカゴ大学のゴールドワッサー教授の研究室へ持参した。そして、1977年に10mgの純粋なエリスロポエチンを精製することに成功したのである。その直後、期せずしてアメリカではバイオテクノロジーが勃興し、自動アミノ酸配列分析装置や、遺伝子組み換え技術が開発された。それらの技術を応用して、1985年に尿から精製されたEPOのアミノ酸配列が明らかにされ、ヒトのDNAも同定され、今日のバイオ医薬としての赤血球造血因子刺激製剤・エリスロポエチン（EPO）誕生につながった。

この商品開発において赤血球産生因子の基本特許の行方は、宮家博士と共同で研究を進めたジェネティクス・インスティテュート社と、ゴールドワッサー教授と共同研究したアムジェン社との間で争われた。しかし腎性貧血患者の治療の新しい扉を開いた宮家博士の功績は、色あせることなく語り継がれている。

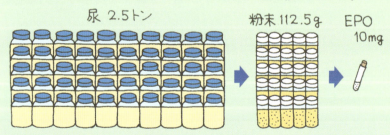

●遺伝子組み換えエリスロポエチンの現在

宮家博士らにより製品化につながった赤血球造血因子刺激製剤の遺伝子組み換えエリスロポエチンは、糖鎖が付加されないと生体内の活性が発揮できない。その点に着目し、現在はより多くの糖鎖を付加した持続性のある製剤も登場して、保存期慢性腎臓病患者の腎性貧血や、骨髄異形成症候群などにおける貧血治療に効果を発揮している。エリスロポエチンは腎性貧血の患者の「QOL（quality of life：生活の質）」の改善をもたらしている。

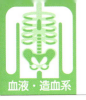

赤血球のはたらき

■ヘモグロビンと結合して酸素を運搬

　赤血球は、血液中の血球成分のほとんどを占め、血液中に酸素を取り込んで全身の組織に運搬する重要な役割を果たしている。

　赤血球は、ヘム鉄とグロビンというたんぱく質が結合した、ヘモグロビンという赤色色素を豊富に含んでいる。ヘモグロビンは、酸素が多いところでは酸素と結びつきやすく、酸素が少ないところでは酸素を放出しやすい。そのため、肺胞から血漿中に拡散した酸素は赤血球内のヘモグロビンと結合し、酸素を必要とする組織にたどり着くと酸素を放出するので、酸素の運搬役に適した性質をもっている。このヘモグロビンと酸素の結合の関係を表したものを酸素解離曲線という（図5-4）。また、ヘモグロビンは酸素と結合すると鮮明な赤色になるため、酸素と結びついたヘモグロビン（酸素化ヘモグロビン）が多い動脈血では鮮やかな赤色、酸素と結合していないヘモグロビン（脱酸素ヘモグロビン）が多い静脈血では暗青色となる。

　赤血球は、表面積を広くしてガス交換をしやすくするように、中心が少しくぼんだ円盤状の形をしているほか、細胞膜が伸縮して変形しやすいという特徴もある。赤血球は、外部からの力や浸透圧の変化に対して柔軟に変形できるため、赤血球の直径よりも狭い毛細血管を難なく通過できる。

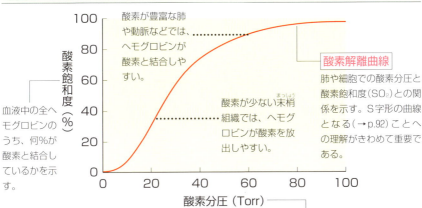

図5-4 酸素解離曲線

■組織の酸性化で酸素解離曲線は右方シフト

　ヘモグロビンは、二酸化炭素の量に影響を受けやすく、血液中の二酸化炭素濃度が高い環境では、酸素と結合しにくくなるという特徴がある。

　二酸化炭素が増加すると水素イオンが増え、血液のpHが低下、つまり酸性に傾く（アシドーシス→p.59）ようになる。すると、酸性化を抑制するためにヘモグロビンは水素イオンと結合し、酸素がヘモグロビンに結合しにくくなってしまう。言いかえれば、酸素との親和性が低下することで、ヘモグロビンは結合している酸素をより離しやすくなる。これを酸素解離曲線で表すと、曲線全体が右下に押し下げられるように右方シフトする。これをボーア効果という（図5-5）。

　ボーア効果は、血液の酸性化のほか、体温が上昇したときなどにも見られる。運動を例にとると、体を活発に動かすと、筋肉などの組織に大量に酸素が必要となる。そして、血液中の乳酸が急に増加して体内は酸性に傾きはじめ、酸素を大量に消費することから体温も上昇していく。すると、酸素解離曲線が右方にシフトし、組織に酸素を供給しやすい状態をつくる。

　これらは組織の代謝が活発で、酸素の必要度が高いことを意味しており、ボーア効果は理にかなったしくみといえる。

図5-5 ボーア効果

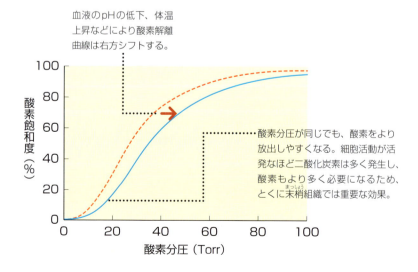

■酸素運搬に適したS字曲線となるヘモグロビン

　ヘモグロビンは、たんぱく質が**4**分子集まった複合体で、酸素分子が**4**つ結合する構造をしている（→p.96）。4つの酸素結合部位のうち、最初の1か所に酸素が結合すると、他のヘモグロビン分子の構造がわずかに変わり、2つ目の酸素結合部位へ酸素がより結合しやすくなる。同様にして3つ目、4つ目の酸素はより結合しやすくなっていく。

　これを**アロステリック**効果といい、酸素結合定数が連続して変化するため、酸素解離曲線は酸素分圧に対して**S**字の曲線を描く。このS字の曲線は前述のように、ヘモグロビンは酸素分圧が高いところで酸素と結合しやすく、低いところでは酸素と結合しにくい、つまり酸素の豊富な**肺胞**で酸素を取り入れやすく、酸素を必要とする**末梢組織**で酸素を手放しやすくすることを意味している（**図5-6**①）。

　酸素と結合するたんぱく質にはもう1種類、筋肉などに含まれる**ミオグロビン**がある。**ミオグロビン**は1つ酸素が結合すると、酸素分圧が大きく下がるまでは酸素を放出しない。そのため酸素解離曲線は**双曲線**のようになる（**図5-6**②）。この性質により、筋肉などの組織中に酸素を貯蔵し、運動で酸素が消費されたときに酸素を供給する役割を果たす。持久力が必要な運動に適した、いわゆる「赤身」の筋肉にはミオグロビンが多く含まれる。

図5-6 酸素解離曲線の対比

❶ヘモグロビンの酸素解離曲線（S字形）

2分子目以降の酸素については、結合しやすさが数百倍に上昇する。

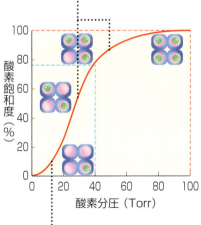

最初の酸素分子は、結合しにくい。

❷ミオグロビンの酸素解離曲線（双曲線型）

どんどん酸素を結合できる。　　酸素がついていないミオグロビンが減り、飽和状態に。

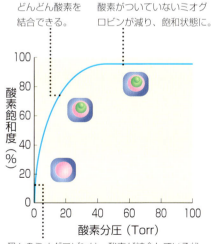

個々のミオグロビンは、酸素が結合している状態と結合していない状態の、どちらかしかない。

■二酸化炭素も運ぶ赤血球

　赤血球により全身の組織に運ばれた酸素(O_2)が各組織で消費されると、代わりに二酸化炭素(CO_2)が産生されるが、赤血球は二酸化炭素を肺まで運搬する役割も果たしている(→p.52)。

　血液中に拡散された二酸化炭素は、一部はそのまま溶解したり、赤血球中のヘモグロビンと結合してカルバミノヘモグロビンとなったりするが、ほとんどは重炭酸イオン(HCO_3^-)として肺まで運ばれる。これには赤血球内にある炭酸脱水酵素という酵素とヘモグロビンが大きく関係している。

　二酸化炭素が赤血球内に入ると、炭酸脱水酵素と水分子とが反応して二酸化炭素は電離(イオン化)し、水素イオン(H^+)と重炭酸イオンに分かれる。水素イオンは赤血球中のヘモグロビンと結合し、重炭酸イオンは血漿中に溶け出し肺まで運ばれる(図5-7)。二酸化炭素に再結合しないように水素イオンと重炭酸イオンを分離することで、多くの二酸化炭素を効率よく運ぶことができるしくみとなっている。

　逆に、二酸化炭素を多く含む血液が肺まで到達すると、肺のほうが二酸化炭素濃度が低いため、血液中の二酸化炭素は肺胞中に拡散される。血液中の二酸化炭素の量が少なくなると、今度は赤血球内で重炭酸イオンと水素イオンを二酸化炭素に戻す反応が起こり、二酸化炭素がさらに肺に放出されるようになっている。

図5-7 血液による二酸化炭素運搬のしくみ

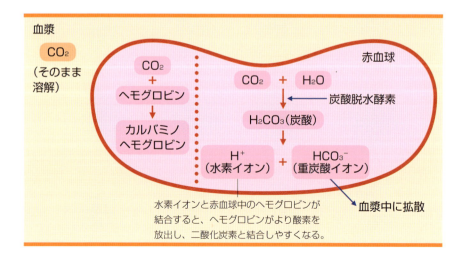

■赤血球がもつ特定の抗原によるABO式血液型

　赤血球の表面には、特定の抗原(凝集原)があり、それによる分類法がある。もっとも一般的なのが、ABO式血液型である。A抗原をもつタイプがA型、B抗原をもつタイプがB型、AとB両方の抗原をもつタイプがAB型、どちらの抗原ももたないタイプがO型となる(図5-8)。

　また、ABO式血液型は、A、B、Oの対立遺伝子を両親から1つずつ受けとり、3つの遺伝子の組み合わせで規則的に遺伝する。AとBの間には優劣差はなく、AとBはOに対し優性的に遺伝することにより、メンデルの法則に従って血液型が決定する。

　ABO式血液型のほかに、Rh式、P式、MNSs式血液型などがある。なかでも、Rh式血液型には陽性と陰性があり、陰性に陽性の血液を輸血すると血液がかたまったり(凝集)、赤血球が壊れたり(溶血)するため、ABO式血液型と同様に輸血の際に検査が行われている。

図5-8 ABO式血液型のタイプ

血液型タイプ	A型	B型	O型	AB型
抗原 (凝集原)	A抗原 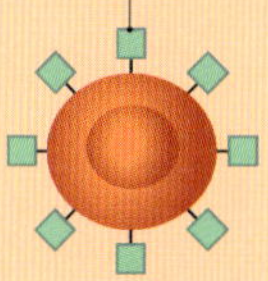	B抗原 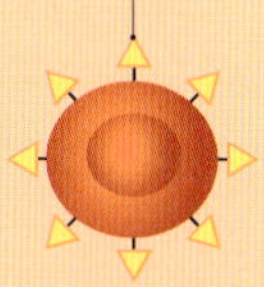	抗原なし 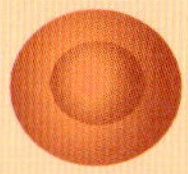	A抗原　B抗原 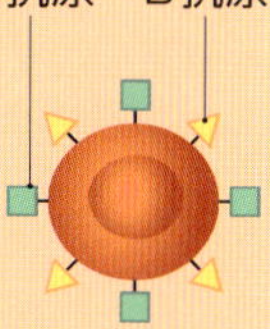
抗体 (凝集素)	抗B抗体	抗A抗体	抗A抗体 抗B抗体	なし

赤血球の寿命

　赤血球をはじめとする血球成分には寿命があり、体内では血球成分の死滅と骨髄による産生が絶えず繰り返されている。赤血球の寿命の測定を世界で初めて行ったのは、元は高校の教師だったアメリカの科学者、アシュビー博士である。アシュビー博士は、輸血でドナー(提供者)とレシピエント(患者)の血液型の違いを利用し、A型の患者にO型のドナー血液を輸血、つまり抗A血清によってA型の凝集とO型の赤血球数を測定し、1919年に報告した。これにより、成人でおよそ100日ほどの寿命だということが確認された。

　現在では、赤血球の寿命は成人で約120日、白血球は数時間から数日、血小板は約10日ということがわかっている。

■ヘモグロビンと酸素は鉄を介して結合する

赤血球の約3分の1を占め、赤血球の主な役割である酸素運搬において重要なはたらきをしているヘモグロビンは、**ヘム鉄**(鉄ポルフィリン複合体)と**グロビン**というたんぱく質が4分子の集合体として構成されている(図5-9)。

体内にある鉄分は成人男性で約4.0g、女性で約2.5gといわれるが、そのうちの約3分の2は赤血球のヘモグロビンに含まれる**ヘム鉄**(二価鉄、Fe^{2+})となっている。残りは**フェリチン**やヘモシデリンといった**非ヘム鉄**(三価鉄、Fe^{3+})として貯蔵されたり、ミオグロビン(→p.93)やチトクロームといった酵素の一部として利用されている。

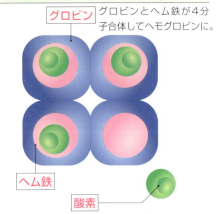

図5-9 **ヘモグロビンの構造**

グロビンとヘム鉄が4分子合体してヘモグロビンに。

グロビン

ヘム鉄

酸素

ヘム鉄に結合。4分子に1つずつ結合するため、酸素を4つ結合することができる。

食事により摂取する鉄分の5～10%は、十二指腸から空腸上部の**腸管上皮細胞**で吸収されて二価鉄とポルフィリンに分解され、大部分は汗、尿、便として排泄される。二価鉄は酸化されて三価鉄になり、トランスフェリンと結合して、多くは赤血球に取り込まれてヘモグロビンの合成に利用される。この鉄の代謝に異常があると、ヘモグロビンの合成が間に合わずに量が減少し、鉄欠乏性貧血などを引き起こす。

また、体に取り込まれた鉄分のほとんどは、排出されずにヘモグロビンを合成するために**再利用**されるという特徴をもつ。赤血球は寿命(約120日)を迎えると、脾臓などのマクロファージにより貪食され、赤血球中のヘモグロビンは**ヘム鉄**と**グロビン**に分解される。このうちの**ヘム鉄**は鉄原子とプロトポルフィリンに分離し、鉄はトランスフェリンと結合して再度ヘモグロビンの合成に利用される。グロビンはアミノ酸に分解されてたんぱく質の合成に再利用される(図5-10)。

一方のプロトポルフィリンは、ビリベルジン、間接ビリルビンへと変化し、血液中のアルブミンと結合して肝臓に運ばれ、**胆汁**成分として排泄される。肝機能障害による黄疸症状は、ビリルビンの生成や代謝の障害により、ビリルビンが血中に増えることで起こるものである。

図5-10 鉄とグロビンのリサイクル

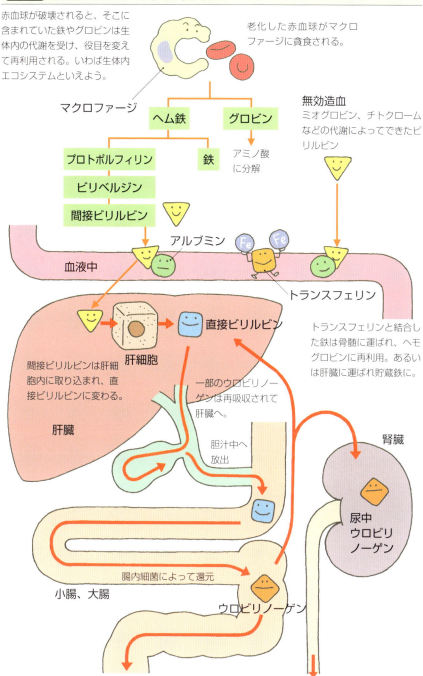

白血球のはたらき

■免疫システムにかかわり生体を防御

白血球は血液に含まれる血球成分のひとつで、外部から進入した細菌やウイルスなどの異物を取り込んで（貪食）殺菌する役割がある。

白血球には、好中球、好酸球、好塩基球、リンパ球、単球の5種類がある。このうちの好中球、好酸球、好塩基球は、原形質内に顆粒がある顆粒白血球に、リンパ球と単球は原形質内に顆粒がない無顆粒白血球に分類される。顆粒白血球は白血球の4割から7割ほどを占め、無顆粒白血球のリンパ球は2割から4割、単球は数％ほどとなっている。

種類ごとにそれぞれ役目があり、好中球は強い貪食作用と殺菌能力をもち、侵入してきた細菌や真菌を消化・殺菌する。好酸球はおもに寄生虫に対して貪食・殺菌するはたらきがある。好塩基球については、ヒスタミンなどの生理活性物質により、炎症などへの反応を強めるはたらきがあるといわれる。また、リンパ球は数種類あり、抗体をつくって抗原を攻撃したり、免疫システムを活性化させるはたらきがある。単球はマクロファージに変化し、侵入した異物を捕食・消化する（図5-11）。

図5-11 白血球の種類と特徴

	顆粒白血球			無顆粒白血球	
	好中球	好酸球	好塩基球	リンパ球	単球
種類	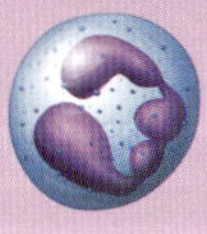	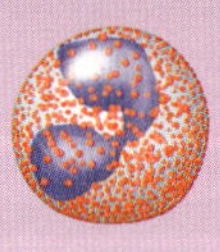	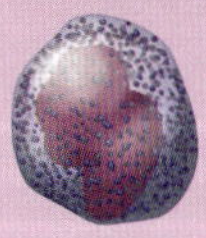	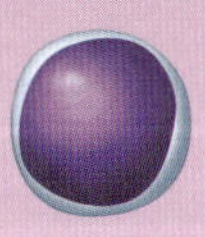	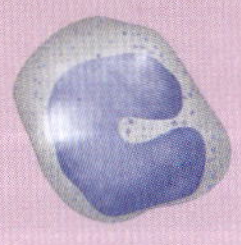
特徴	強い貪食作用と活性酸素による殺菌作用を持ち、外部から侵入してきた細菌・真菌を貪食し、破壊する。	おもに細菌などより大きい寄生虫に対して貪食作用と殺菌能力を発揮する。	ヒスタミンやヘパリンなどを含む顆粒をもち、炎症に対しての反応を強化する。	B細胞、T細胞、NK（ナチュラルキラー）細胞など数種類があり、抗体の産生、抗原への攻撃、免疫システムの活性化などを行う。	マクロファージに変化し、侵入してきた異物を発見すると取り込んで消化（貪食）し、その情報をほかの免疫細胞に伝える。

■免疫システムの司令塔となるヘルパーT細胞

　体内に侵入してきた細菌やウイルスなどは、非自己の抗原としてマクロファージや樹状細胞（体のさまざまな組織に分布する免疫系の細胞）などに捕食・消化されるが、その抗原情報はヘルパーT細胞に送られる。

　リンパ球には、B細胞、T細胞、NK細胞などの種類があり、B細胞は、侵入した細菌やウイルスに対抗するための抗体をつくるはたらきがある。

　T細胞のうち、細胞傷害性T細胞（キラーT細胞）は、侵入した細菌やウイルスに対して自ら攻撃して破壊するはたらきがある。ヘルパーT細胞は、B細胞に対して抗原情報を送って抗体をつくるように指令を出す。また、T細胞に情報を送るとT細胞が活性化され、細胞傷害性T細胞となり、抗原を攻撃するようになる。このようにヘルパーT細胞は免疫システムの司令塔としてのはたらきをしている。B細胞によってつくられた抗体により抗原を破壊するしくみを液性免疫、T細胞が細胞傷害性T細胞となって直接抗原を破壊するしくみを細胞性免疫という。免疫反応は、おもにこの2つのしくみがはたらいている（図5-12）。

　NK細胞は、独自にウイルスに感染した細胞やがん細胞などの異物を判断して破壊するはたらきをもっている。

図5-12 液性免疫と細胞性免疫

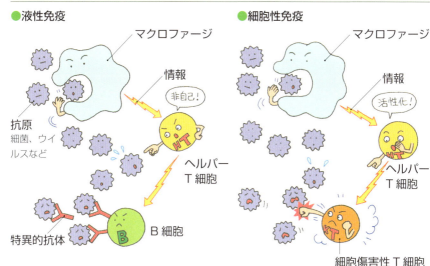

B細胞が産生した特異的抗体が抗原に結合し、それをマクロファージや好中球が貪食する。

抗原に対して、細胞傷害性T細胞が直接攻撃して破壊する免疫反応。

血小板のはたらき

■血小板の役割は出血を止めること

　血小板はその機能から栓球とよばれることがあるが、骨髄中の巨核球（巨核芽球→p.89が分化したもの）が分裂してできる無核の小細胞で、さまざまな生理活性物質を含む顆粒をもつ。このような巨核球から血小板が生成するしくみは特殊なものであり、哺乳類以外の脊椎動物は血小板をもたず、代わりに大型で有核の栓球が機能を担う。血小板のうち、3分の2は血液中にあり、3分の1は不足したときの備えとして脾臓に貯蔵されている。

　各種の血液凝固因子が血小板に作用して、組織の損傷に反応して出血を止めるはたらきをしている。通常の状態では、血管内を流れている血液がかたまることはないが（不活性化）、血管が損傷すると血小板がその部分に集まり（凝集）、凝固因子も活性化して破れた部分を塞ぐ。止血のために血小板がつくる栓のことを血栓というが、血栓が過剰にできて血流を妨げることがないように、血液中には凝固した血栓を溶かす線溶という機能も備わっている。

図5-13 血小板による止血のしくみ

●血管損傷による出血

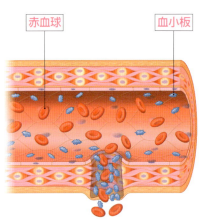

血漿に存在するフォン・ウィルブランド因子（vWF）が、損傷した血管内皮下に露出するコラーゲンと結合する。vWFは血小板膜上のGPIb受容体と結合し、損傷部分に血小板が集積する。

❶一次止血

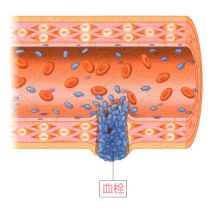

血管の損傷部分に血小板が集まって粘着し、かたまり（血栓）を形成して出血を止める。この状態は、止血の応急処置段階。

■3つの段階がある止血のメカニズム

止血のしくみには、一次止血、二次止血、線溶という大きく分けて3つの段階がある(図5-13)。

一次止血は、応急的な止血で、血小板の粘着・凝集である。血管が損傷すると、血管外の組織中にあるコラーゲンなどに血小板が粘着し、血小板どうしが凝集して血栓をつくり傷口を塞ぐ。

一次止血だけでは十分ではなく、血栓が血管壁からはがれやすいため、二次止血により血栓を強固にするしくみがはたらく。二次止血では、血小板の凝固因子が活性化して数種類が反応し合い、フィブリンという線維素ができ、一次止血でできた血栓を網目状にとりまいて補強する。

二次止血で止血自体は完了するが、血栓により血管内腔(ないくう)が狭まり血流に障害が出てしまうリスクもあるため、この血栓を溶かす必要がある。この最後の過程を線溶といい、線溶のためのはたらきをもつプラスミンという酵素により、止血のためにできた血栓が溶解される。

この一次止血から線溶までの過程が正常にはたらくと、出血は自然に止まり、もとの血流に戻る。

❷二次止血

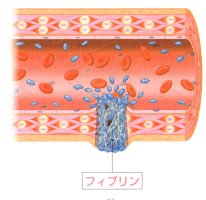

フィブリン

凝固因子がはたらいて、糊(のり)の役割をするフィブリンという線維素が血栓の血小板を網目状にからめ、血栓の強度を高め、出血を完全に止める。

❸線溶

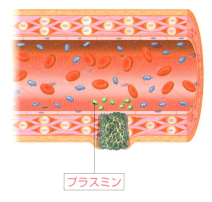

プラスミン

止血作業が完了すると、プラスミンという酵素のはたらきにより血管内腔の余分な血栓部分を溶かし、血管内をもとの正常な状態に戻す。

造血幹細胞を利用した治療

　造血幹細胞移植とは、造血機能に異常が生じて正常な血液がつくれなくなる白血病、リンパ腫、骨髄腫などの血液がんや、再生不良性貧血などの血液疾患を対象に、造血幹細胞（→p.88）を含む血液を移植することで正常な血球がつくられるようにする治療法である。さらにはがんの化学療法や放射線療法の際に、造血機能が停止し血球が減少することによる死を免れるために、造血幹細胞移植が併用される。

　患者自身の造血幹細胞を採取しておき移植する方法を自家移植、ドナー（提供者）の造血幹細胞を移植する方法を同種移植という。同種移植ではドナーが血縁者か骨髄バンクのような非血縁者かで分類されることもある。

　現在広く行われている同種造血幹細胞移植は、1970年にアメリカ・シアトルのエドワード・ドナル・トーマス医師により、白血病の患者の治療のために初めて実施された。この功績を称えられ、腎臓移植を成功させたジョセフ・エドワード・マーレイ博士とともに1990年のノーベル医学・生理学賞を受賞した。

　造血幹細胞は骨髄の中だけでなく、造血因子であるG-CSF（→p.89）などを投与すると末梢血に移動することや、臍帯血（へその緒と胎盤内の血液）にも多く含まれていることが知られており、どの造血幹細胞を利用するかで、骨髄移植、臍帯血幹細胞移植、末梢血幹細胞移植の3つに分類される。

　臍帯血中の造血幹細胞については、1982年に日本の中畑龍俊博士（現・京都大学教授）らにより発見された。骨髄移植はドナーとの適合が重要となることやドナーへの負担も大きいことから、臍帯血幹細胞移植やG-CSFを応用した末梢血幹細胞移植も実施されるようになってきている。

●末梢血幹細胞移植

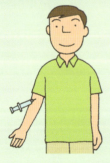

ドナーにG-CSFという造血因子を投与すると、ふだんは骨髄にある造血幹細胞が血液中に出てくる。

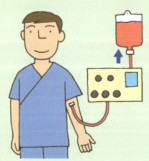

ドナーの血液から造血幹細胞を採取する。

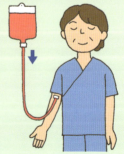

患者（前処置として、化学療法などで病気の血球を減らしておく）に、ドナーからの造血幹細胞を移植。

5章のまとめ

血液のはたらきと成分
- 血液の成分は、大きく血漿成分と血球成分に分けられる。
- 血液は、細胞に酸素および栄養成分などを届け、細胞から二酸化炭素や不要な老廃物などを受け取る。
- 体内に侵入した細菌などの異物から体を守る、免疫機能にもかかわる。

血液がつくられるしくみ
- 成人の血球は、おもに骨髄にある造血幹細胞から産生される。
- 造血幹細胞は、細胞分裂を繰り返しながら赤血球、白血球、血小板などの異なる血液細胞へと成長する。この過程を分化という。
- 幹細胞とは、同じ幹細胞にも分裂できる能力(自己複製能)がある。
- 造血幹細胞の増殖・分化には、特定の生理活性物質(サイトカイン)の仲間であるさまざまな造血因子がかかわっている。

赤血球のはたらき
- 赤血球は、血液中の血球成分のほとんどを占め、血液中に酸素を取り込んで全身の組織に運搬するはたらきがある。
- 赤血球に含まれるヘモグロビンは、酸素が多いところでは酸素と結びつきやすく、少ないところでは酸素を手放しやすい性質がある。
- ヘモグロビンと酸素の結合の関係を表したものを酸素解離曲線という。
- ヘモグロビンは、血液中の二酸化炭素濃度が高いと、酸素と結合しにくく、結合している酸素をより離しやすくなる。酸素解離曲線では曲線全体が右方シフトする形となり、これをボーア効果という。
- ヘモグロビンの構造は、たんぱく質が4分子集まった複合体で、酸素分子を4つ結合することができる。最初の酸素が結合すると2つ目以降はより結合しやすくなる性質がある。これをアロステリック効果という。
- ヘモグロビンの酸素解離曲線は酸素分圧に対してS字の曲線を描く。
- ミオグロビンの酸素解離曲線は双曲線をえがく。
- 赤血球には、全身の二酸化炭素を肺まで運搬する役割もある。
- 二酸化炭素は、血液中に拡散されると、一部は赤血球中のヘモグロビンと結合してカルバミノヘモグロビンとなり、残りの多くは重炭酸イオンとなって血漿に溶解して肺まで運ばれる。
- 赤血球の赤血球膜に特定の抗原(凝集原)があり、それによるいくつかのタイプに分類される。もっとも一般的なのが、ABO式血液型で、ほかに、Rh式、P式、MNSs式血液型などがある。

- 体内にある鉄分の約3分の2は赤血球のヘモグロビンに含まれる**ヘム鉄**(二価鉄)で、残りは**非ヘム鉄**として貯蔵されたり、ミオグロビンなどの一部として利用される。
- 食事により摂取する鉄分の大部分は汗、尿、便として排泄され、一部はヘム鉄とポルフィリンに分解される。このうちヘム鉄はトランスフェリンと結合してトランスフェリン結合鉄となり、その多くが赤血球に取り込まれ、**ヘモグロビンの合成**に利用される。
- 体内の鉄分の多くは、ヘモグロビンの合成に再利用される。赤血球が寿命を迎えると、赤血球中のヘモグロビンはヘム鉄とグロビンに、さらにヘム鉄は二価鉄とプロトポルフィリンに分解される。

白血球のはたらき

- 白血球は、免疫システムに大きくかかわり、外部から進入した細菌やウイルスなどの異物から生体を防御するはたらきがある。
- 白血球には、**好中球**、**好酸球**、**好塩基球**、**リンパ球**、**単球**の5種類がある。
- **好中球**は強い貪食作用やと殺菌能力をもち、侵入してきた細菌や真菌を消化・殺菌する。
- **好酸球**はおもに寄生虫に対して貪食・殺菌するはたらきがある。
- **好塩基球**は、炎症などへの反応を強めるはたらきがある。
- **単球**はマクロファージに変化し、侵入した異物を捕食・消化する。
- リンパ球は、**B細胞**、**T細胞**、**NK細胞**(ナチュラルキラー)など数種類があり、抗体をつくって抗原を攻撃したり、侵入した細菌やウイルスを自ら攻撃して破壊したり、免疫システムを活性化するはたらきがある。
- B細胞によってつくられた抗体により抗原を破壊するしくみを**液性免疫**、T細胞が細胞傷害性T細胞となって直接抗原を破壊するしくみを**細胞性免疫**といい、免疫反応はおもにこの2つのしくみによる。

血小板のはたらき

- 血小板は、数種類の**血液凝固因子**をもち、組織の損傷に反応して出血を止めるはたらきをしている。
- 血管が損傷すると血小板がその部分に集まり(**凝集**)、凝固因子も活性化して損傷した部分を塞ぐ。
- 止血のために血小板がつくる血栓が過剰にできないように、凝固したものを溶かす**線溶**という機能も備わる。

6章

不要なものを捨てる（腎・泌尿器系）

腎・泌尿器の役割………………………………… 106
　コラム●水の出納……………………………… 107
イオン（電解質）バランス ……………………… 108
　コラム●人工透析の種類としくみ…………… 109
腎臓の構造………………………………………… 110
尿をつくるしくみ………………………………… 111
腎臓に作用するホルモン………………………… 116
排尿のプロセス…………………………………… 118
6章のまとめ……………………………………… 119

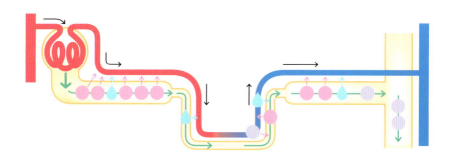

腎・泌尿器の役割

■尿により有害物質や老廃物を排出

体内の有害な物質や老廃物（尿毒素）は尿によって体外に排出されるが、その尿をつくって排泄する器官が腎・泌尿器である。腎臓、尿管、膀胱、尿道によって構成されている（図6-1）。

腎臓の糸球体（→p.112）では1日に約170～200Lもの血漿が濾過されて原尿となり、その99％が尿細管に再吸収されることで、尿は生成される。尿が生成される過程で水分や栄養素、イオンなどの再吸収が行われ、その結果、体液の浸透圧（→p.66）や循環血液量、イオン（電解質）バランスが調節される。また血液を弱アルカリ性の状態に保ち（酸塩基平衡、→p.59）、生体の恒常性（ホメオスタシス）を保っている。

このほかにも、血圧の調節、赤血球の産生、カルシウムの吸収促進に関係するホルモンを分泌して、それらのはたらきを補助する役割（→p.116）など、腎臓はさまざまな重要な役割を担っている。

図6-1 腎・泌尿器の構成

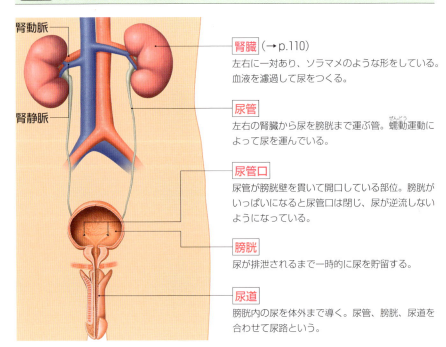

腎臓（→p.110）
左右に一対あり、ソラマメのような形をしている。血液を濾過して尿をつくる。

尿管
左右の腎臓から尿を膀胱まで運ぶ管。蠕動運動によって尿を運んでいる。

尿管口
尿管が膀胱壁を貫いて開口している部位。膀胱がいっぱいになると尿管口は閉じ、尿が逆流しないようになっている。

膀胱
尿が排泄されるまで一時的に尿を貯留する。

尿道
膀胱内の尿を体外まで導く。尿管、膀胱、尿道を合わせて尿路という。

■体液のバランス調節に大きくかかわる

体液は生体中の液体成分で、成人男性の体重の約60%を占めるといわれ、**細胞内液**と**細胞外液**に分類される。

細胞内液は細胞内にある液体成分で、体液のおよそ**3分の2**を占め、細胞膜と間質を介して血液との間で物質交換が行われる（→p.65）。**細胞外液**は、細胞外にある体液で、**血漿**、**間質液（組織間液）**、**リンパ液**に分けられる（図6-2）。

体液中の**ナトリウムイオン**の濃度が高くなると**体液量**が増え、血圧が**上昇**する。腎臓はナトリウムイオンやカリウムイオンの再吸収・排泄量を調節することで、血漿のイオンバランスを一定に保ち、血圧を調整する。また、**重炭酸イオン**を再吸収・排泄することで、血液中の酸との割合を一定に保ち、**酸塩基平衡**（→p.59）を維持している。

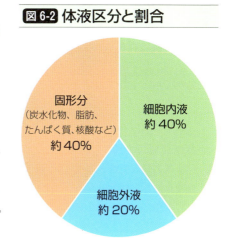

図6-2 体液区分と割合

- 細胞内液 約40%
- 細胞外液 約20%
- 固形分（炭水化物、脂肪、たんぱく質、核酸など）約40%

水の出納

成人男性が1日に摂取する水の量は約2500mLで、飲料から1500mL、食物の水分から750mL、代謝水から250mLといわれる。代謝水とは、糖質、たんぱく質、脂質などの栄養素が体で代謝されてエネルギーが発生するときに生じる水分のことで、酸化水、燃焼水ともいわれる。ちなみに砂漠にすむカンガルーネズミは、必要とする90%の水分を代謝水でまかなっている。

一方、1日の排泄量は、尿として1500mL、大便として100mL、汗として200mL、残りの700mLが不感蒸泄で、基本的に1日あたりの摂取量と排泄量は等しくなっている。不感蒸泄とは、発汗以外の皮膚、呼気から蒸散する水分の喪失をいう。

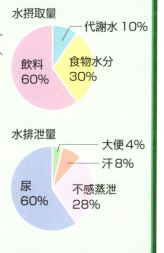

水摂取量
- 飲料 60%
- 食物水分 30%
- 代謝水 10%

水排泄量
- 尿 60%
- 不感蒸泄 28%
- 汗 8%
- 大便 4%

腎・泌尿器系

イオン(電解質)バランス

■イオンバランスを一定に保つのも腎臓の役割

体液には、さまざまな成分が**イオン**(**電解質**)となって溶解している。**イオン**とは、水分に溶けると電気を通す物質のことで、体液中には**ナトリウム**、**カリウム**、**カルシウム**、**マグネシウム**などのイオンがある。**ナトリウム**イオンは浸透圧を調節して体液量を一定に保ち、**カリウム**イオンは筋肉や神経のはたらきを正常に保つ。また、**カルシウム**イオンは骨や歯の形成、神経間の情報伝達、血液の凝固などにかかわるなど、それぞれが重要な役割を果たしている。

これらのイオンは体液中に多すぎても少なすぎても機能を維持できなくなるため、つねに一定の濃度に保つ必要がある。このイオンバランスを保つのも腎臓の役割で、濾過と再吸収により尿の濃さや量を調節する過程で、イオンバランスを調節している(→p.115)。

細胞内液と細胞外液ではイオンの組成が異なっており、細胞内液では**カリウムイオン**(K^+)、細胞外液では**ナトリウムイオン**(Na^+)、カルシウムイオン(Ca^{2+})、**重炭酸イオン**(HCO_3^-)などの濃度が高くなっている。このうち**重炭酸イオン**は、腎臓によって排泄・再吸収されたり、赤血球経由で排泄(→p.94)されたりすることで、血液中の**酸**との割合をつねに一定に保ち、**酸塩基平衡**を維持している(→p.59)。

●細胞内液と細胞外液の組成

	細胞内液	細胞外液
ナトリウムイオン(Na^+)	12 mmol/L	145 mmol/L
カリウムイオン(K^+)	120 mmol/L	4 mmol/L
カルシウムイオン(Ca^{2+})	0.0001 mmol/L	2.5 mmol/L
マグネシウムイオン(Mg^{2+})	0.5 mmol/L	1 mmol/L
塩素イオン(Cl^-)	15 mmol/L	110 mmol/L
重炭酸イオン(HCO_3^-)	12 mmol/L	24 mmol/L
リン酸塩(PO_4^{3-})	0.7 mmol/L	0.8 mmol/L
グルコース	1 mmol/L 未満	5 mmol/L
たんぱく質	30 g/dL	1 g/dL
pH	7.2	7.4

『リッピンコットシリーズ イラストレイテッド生理学』(丸善出版)より

人工透析の種類としくみ (p.90コラムも参照)

腎臓は、老廃物の排出、水分・血液成分・血圧の調節など、生命維持に不可欠な役割を担っているが、腎機能に障害が生じて腎不全の状態になると、尿毒症を引き起こし、生命の危険をともなう。この状態に陥ると、生命維持のために、腎移植により腎機能の回復を図るか、機能しなくなった腎臓の代わりに人工的に血液の濾過を行うしか最終的な治療方法はなくなる。このうちの後者で、本来腎臓が行う機能を人工的に代替する治療法が、人工透析（血液透析療法）である。

人工透析には、大きく分けて血液透析と腹膜透析の2つの方法がある。血液透析は、腎臓の機能を代替する専門の機械（ダイアライザー）に血液を通して濾過する方法。もうひとつの腹膜透析は、機械ではなく自身の体内の腹膜を濾過装置として使う方法である。それぞれ長所と短所があるが、現在日本では、血液透析を行っている人が多い。

人工透析を行うことで通常の生活を送れるようにはなるが、機能しなくなった腎臓が回復するわけではなく、人工透析による治療を生涯続けていく必要がある。現在、腎不全から透析になる原因としては糖尿病性腎症がもっとも多いことから、人工透析を回避するためには、糖尿病を予防することが重要となっている。

●血液透析

血液中の老廃物や余分な水分をダイアライザーで濾過し、きれいになった血液を体内に戻す方法。血液を体外に取り出すために、事前に前腕の静脈と動脈をつなぎ合わせた内シャントをつくる手術が必要となる。1回4〜5時間、週2〜3回程度行う。

●腹膜透析

胃や腸などを覆っている腹膜を透析膜として利用する方法。腹部にカテーテルを通して透析液を入れ、浸透圧の差を利用して血液を濾過する。

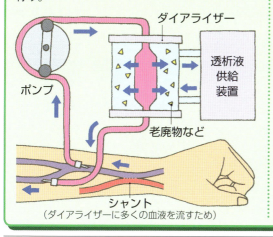

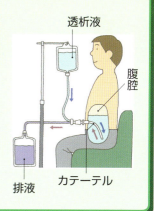

腎臓の構造

■左右に1つずつあるソラマメのような形の臓器

　腎臓は、肝臓や膵臓の裏側のあたりに、脊柱を中心として左右にひとつずつあり、脊柱に向かう側がくぼんでいることから、ソラマメのような形をしているのが特徴的な臓器である。くぼんでいる部分は腎門とよばれ、血管や神経、尿管の出入りする場所となっている。

　腎臓の領域は、大きく皮質、髄質、乳頭に分けられる。表面の被膜に向いた外側の部分が腎皮質、腎皮質より内部の部分を腎髄質という。腎髄質は、腎錐体とよばれる十数個の円錐状の錐体に分かれている。腎錐体の先端で腎髄質の最深部は腎乳頭とよばれ、腎門の内部の空洞（腎洞）に突き出している。1つの腎錐体とその周囲の腎皮質を腎葉といい、複数の腎葉が集まった多葉腎となっている。

図6-3 腎臓の内部

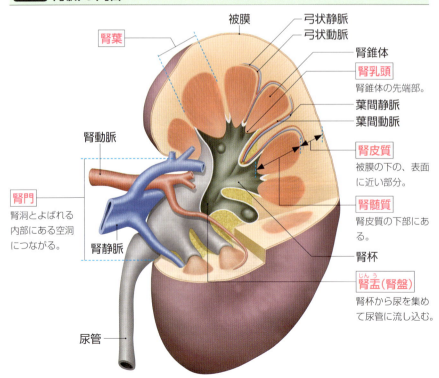

110　6章　不要なものを捨てる（腎・泌尿器系）

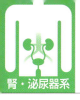

尿をつくるしくみ

■尿は血液の濾過・再吸収によりつくられる

　腎臓の腎皮質には、糸球体とボウマン嚢（→p.112）からなる**腎小体**があり、そのすき間を縫うように**尿細管**が走っている。また、腎髄質には腎小体から続く尿細管が上下に走っている。この腎皮質と腎髄質をまたぐように構成される腎小体、尿細管の1本道の構造単位を**ネフロン**（**腎単位**）といい、人の腎臓1つに100万単位あるといわれる（→p.112）。

　尿は、このネフロンで血液の濾過、再吸収が行われることによってつくり出されている。フィルターの役割をもつ糸球体（腎小体）が血液の濾過を行い（→p.113）、濾過した後の原尿から必要な成分を再吸収する役割を尿細管（→p.114）が担っている。

図6-4 腎皮質と腎髄質の内部構造

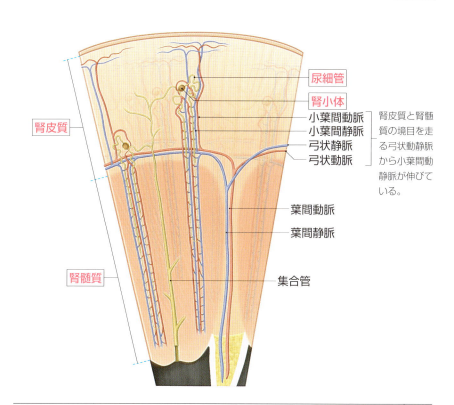

腎皮質と腎髄質の境目を走る弓状動静脈から小葉間動静脈が伸びている。

■糸球体、ボウマン嚢、尿細管からなるネフロンの構造

ネフロンは、腎小体から始まり尿細管へとつながっている。

腎小体は、毛細血管がからみ合った糸球体をボウマン嚢が包んだ構造となっている（図6-5）。腎小体の血管極から輸入細動脈という動脈が入り、毛糸玉のような球状をした糸球体が形成される。

腎小体からは、濾過された原尿の通路となる尿細管がつながっている。尿細管は、糸球体から出てすぐの腎皮質部分を通る近位尿細管、腎髄質の中を下行・上行してUターンしている部分のヘンレループ、腎皮質に戻った部分の遠位尿細管の3つに分かれる。最終的には太い集合管につながり、腎乳頭に達して腎杯に尿を送る（図6-6）。

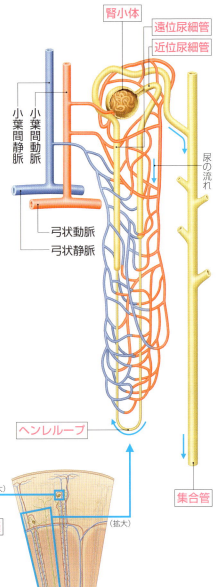

図6-6 ネフロンの構造

図6-5 腎小体の構造

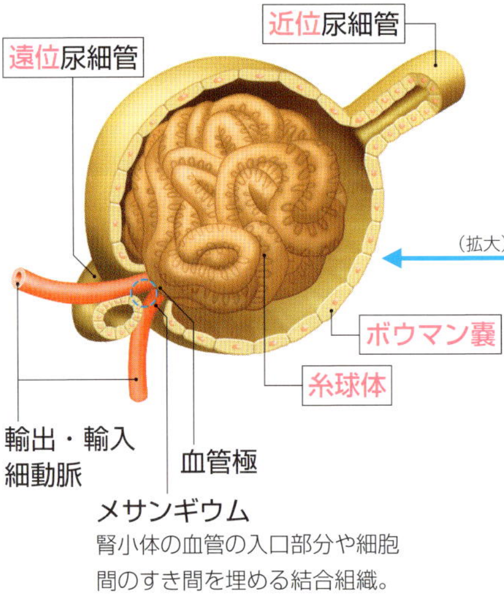

■糸球体での濾過が尿生成の最初のステップ

　尿をつくる最初のステップは、腎臓に入ってきた血液（血漿）を糸球体で濾過し、体内で発生した尿素やアンモニアなどの老廃物をふるいにかける作業である。1分間に腎臓を通過する血漿の量を腎血漿流量（RPF）、糸球体が1分間に濾過できる血漿の量を糸球体濾過量（GFR）といい、腎機能を示す重要な指標となる。

　糸球体の毛細血管は血管壁をつくる内皮細胞と、その外壁をすき間なく覆う基底膜からなり、さらに基底膜の外側には足細胞（タコ足細胞）とよばれるボウマン嚢の組織が取り巻いている。内皮細胞には血漿成分が通過できるほどの小さな孔があいており、第1のフィルターとなっている。次に網状の組織である基底膜があり、さらに小さな孔のあるスリット膜をもつ足細胞が続き、全部で3層のフィルターとなっている（図6-7）。

　血漿中の老廃物は、糸球体血圧、浸透圧、ボウマン嚢内圧の関係により、この糸球体のフィルターを通してボウマン嚢に押し出される。赤血球など、一定以上の大きさの物質は通過できない。また、血漿たんぱくのアルブミンは孔より小さいが、基底膜がマイナスに帯電していて自身もマイナスの電気を帯びているため、反発して通過できない。

図6-7 糸球体のフィルター効果

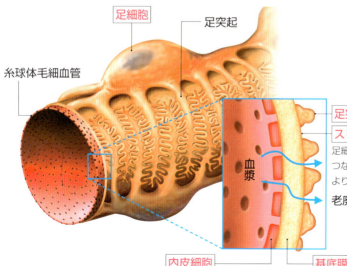

■近位尿細管で体に必要な成分を再吸収

　原尿の中には老廃物と一緒に、体に必要な成分も多く漏れ出てしまっている。これらのグルコース、アミノ酸、イオン（ナトリウムイオン、カリウムイオンなど）、水などを血管に再吸収するはたらきをしているのが、尿細管である。

　近位尿細管は栄養素の再吸収の役割を担っており、グルコース、アミノ酸、ビタミン、水などの多くが、周囲の毛細血管（輸出細動脈）に再吸収される。ほかにもナトリウムイオンやカリウムイオンが再吸収される（図6-8）。

　血漿中のある物質が、糸球体を通過して1分間に尿中に排泄される量をクリアランスといい、「（物質の尿中濃度×1分間の尿量）÷物質の血漿中濃度」で求められる。クリアランスは物質によって異なる。たとえばグルコースはほとんどすべて再吸収されるので、グルコースのクリアランスは0mL／分となる。

　イヌリン（キクイモなどに含まれる多糖類）やクレアチニン（おもに筋肉でつくられる代謝産物）は、糸球体で濾過されたあと尿細管で再吸収・分泌されない。そのためイヌリンやクレアチニンのクリアランスは、糸球体マーカーとして糸球体濾過量（→p.113）の測定に用いられる。成人のクレアチニンクリアランス（Ccr）は97〜125mL／分が正常値とされる。

図6-8 近位尿細管での再吸収

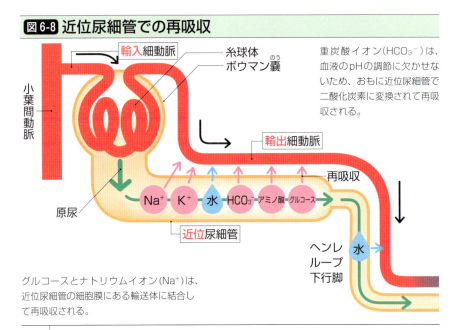

グルコースとナトリウムイオン（Na⁺）は、近位尿細管の細胞膜にある輸送体に結合して再吸収される。

■ヘンレループからの再吸収で尿を濃縮する

尿細管は、近位尿細管から下方に向かい上方にUターンするヘンレループ、遠位尿細管、集合管へとつながり、それぞれに役割がある。

ヘンレループの下方に向かう部分をヘンレループの下行脚、Uターンして上方に向かう部分をヘンレループの上行脚というが、ヘンレループの下行脚では、栄養素の再吸収はほとんど行われず、尿細管外の浸透圧が高いことから、水分は浸透圧の高い間質に拡散して再吸収される。そのため、尿細管内は水分が減ってナトリウムイオンの濃度が高くなっていき、ヘンレループの上行脚では、ナトリウムイオンが浸透圧の高い間質に拡散して再吸収される。また、濾過しきれなかった尿素などを尿細管内に移動させる。

そしてその先の遠位尿細管では、ナトリウムイオンの再吸収がさらに進み、尿素などの老廃物が尿中に排泄される。尿細管の最後の部分の集合管までくると、尿中の水分およびナトリウムはさらに再吸収されて少なくなり、逆に尿素の濃度が高くなり、濃縮された尿となる。

尿をつくる過程では大量の水分が使用されるが、必要な栄養素を再吸収するとともに、脱水状態にならないように水分量を調節して尿濃縮を行いながら、最終的に体に不要な老廃物だけが尿として排泄される。

図6-9 ヘンレループから集合管までの再吸収と尿濃縮

遠位尿細管や集合管における水やNa⁺などの再吸収は、バソプレシンやアルドステロン、心房性ナトリウム利尿ペプチドなどのホルモンの影響を受ける（→p.116）。体内に水などが不足している場合は再吸収を促して体外への排泄を抑え、逆に多すぎる場合は再吸収を抑制して排泄を促進する。

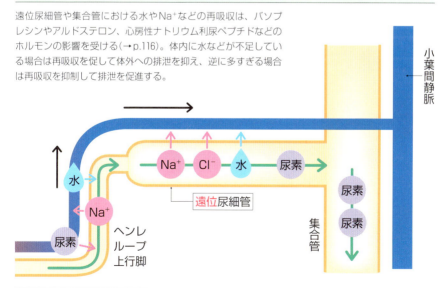

腎臓に作用するホルモン

■腎臓は特定のホルモンを産生・分泌

　腎臓は血圧や体液量の調整を行っているが、このはたらきには特定のホルモンが大きくかかわっている。

　血圧が低下したときに副腎皮質から分泌されるアルドステロン（→p.169）は、遠位尿細管に作用してナトリウムイオンと水分の再吸収を促進し、血圧と血流を調整するはたらきがある。

　脳の下垂体後葉から分泌されるバソプレシン（→p.165）は、抗利尿ホルモンといわれ、水分が不足して血液の浸透圧が高くなると分泌され、集合管（→p.115）に作用して水の再吸収を促進して尿量を調節するほか、血管を収縮させて血圧を上げる作用がある。

　逆に、心房で合成・分泌される心房性ナトリウム利尿ペプチドは、血管を弛緩させて血圧を下げる作用と、おもに集合管でのナトリウムイオンと水分の再吸収を抑えて尿量を増やす作用がある。

　このほか、副甲状腺から分泌されるパラソルモン（→p.168）は、血液中のカルシウムイオン濃度が下がると分泌され、おもに遠位尿細管でカルシウムイオンの再吸収を促進するほか、リン酸塩を排出する作用がある。

　また、腎臓が産生・分泌するエリスロポエチンには、骨髄に作用して赤血球の産生を促進するはたらきがある（→p.88、90）。

●腎臓にかかわるおもなホルモン

ホルモンの種類	分泌器官	おもな作用
アルドステロン	副腎皮質	ナトリウムおよび水分の再吸収を促進、尿量の減少、血圧上昇、カリウムの排泄を促進
バソプレシン	下垂体後葉	水の再吸収を促進、尿量の減少、尿浸透圧の上昇
心房性ナトリウム利尿ペプチド	心房	血圧低下、ナトリウムおよび水分の再吸収を抑制
パラソルモン	副甲状腺	カルシウムの再吸収を促進、リン酸塩の排出を促進
エリスロポエチン	腎臓の糸球体	赤血球の産生を促進

■腎臓でつくられるレニンが血圧や血流を調節

　腎臓には血圧を調節するはたらきがあるが、これには腎臓の糸球体から分泌されるレニンというたんぱく質分解酵素が大きくかかわっている。

　レニンは、アルドステロンの分泌と関係し、腎臓の血圧が低下したときに分泌され、レニン-アンギオテンシン-アルドステロン系といわれる生理作用を引き起こす。

　まず肝臓から分泌されるたんぱく質のアンギオテンシノゲンを分解して、ポリペプチドホルモンのアンギオテンシンⅠを生成する。アンギオテンシンⅠは、さらに肺の血管内皮細胞にあるアンギオテンシン変換酵素（ACE）によって分解され、アンギオテンシンⅡというポリペプチドホルモンに変化する。このアンギオテンシンⅡには、血管を収縮させて血圧を上昇させる強い作用があるが、副腎皮質を刺激してアルドステロンの分泌を促進するはたらきもある。この一連の血圧調整の作用を総称してレニン-アンギオテンシン-アルドステロン系という（図6-10）。

　この作用が血圧や血液の循環を正常に保つために果たしている役割は大きく、高血圧治療薬のなかにレニンの生成を阻害する薬があるほど、レニンは血圧調整に深く関係している。

図6-10 レニン-アンギオテンシン-アルドステロン系の流れ

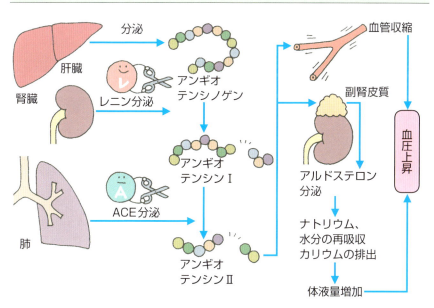

排尿のプロセス

■膀胱に尿がたまると排尿反射が起こる

腎臓でつくられた尿は、尿管を通って一時的に膀胱で貯留される。膀胱は恥骨の後方で骨盤の中にあり、通常は杯を逆にした形状をしているが、尿がたまると球状にふくらむ、伸縮性のある臓器である。

個人差は大きいものの、膀胱の容量は約500mLほどで、尿が200〜300mLたまると膀胱の内圧が急上昇して膀胱内にあるセンサーがそれを感知し、内圧上昇の情報が骨盤神経を通じて排尿中枢から大脳へと伝わる。これにより尿意を感じ、排尿を抑える指令が脳から出されるが、排尿の準備ができると脳からの抑制が解除され、排尿筋が収縮して内尿道口の内尿道括約筋と尿道を囲む外尿道括約筋が緩み、排尿が行われる。これを排尿反射という（図6-11）。

ただし、外尿道括約筋は随意的に調節できるため、尿意をある程度我慢したり、途中で中断したりできるようになっている。また、睡眠中は、膀胱壁の緊張が緩み、ある程度たまっても尿意が起きにくくなっている。

図6-11 尿意と排尿反射

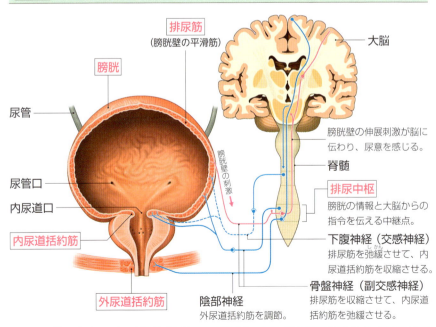

6章のまとめ

腎・泌尿器の役割
- 体内の有害な物質や老廃物を排出する尿をつくって排泄する器官が腎・泌尿器で、腎臓、尿管、膀胱、尿道からなる。
- なかでも腎臓は尿を生成し、体内の老廃物の排泄、体内の水分およびイオンバランス、酸塩基平衡の調節など、重要なはたらきがある。
- 体液は、細胞内にある細胞内液と細胞外にある細胞外液に分けられる。尿をつくる際に、イオンなどの移動により、その濃度を調節し、体液量や浸透圧のバランスを一定に保っている。

イオン（電解質）バランス
- 体液中にはナトリウム、カリウム、カルシウム、マグネシウムなどさまざまな成分がイオン（電解質）となって溶解し、ナトリウムイオンは浸透圧を調節して体液量を一定に保つなど、重要な役割を果たしている。
- 体液中のイオンは、機能維持のためにつねに一定の濃度に保つ必要がある。イオンバランスは、尿をつくる濾過と再吸収の過程で調節される。
- 細胞内液と細胞外液ではイオンなどの組成が異なり、細胞内液ではカリウムイオンが多く、細胞外液ではナトリウムイオンやカルシウムイオンなどが多い。
- 細胞外液に多い重炭酸イオンは、腎臓によって排泄・再吸収、あるいは赤血球経由で排泄されることで酸塩基平衡を維持している。

腎臓の構造
- 腎臓は、肝臓や膵臓の裏側のあたりに脊柱を中心として左右ひとつずつあり、ソラマメのような形をしている。
- 構造は、大きく皮質と髄質に分けられ、表面の被膜に向いた外側の部分を腎皮質、腎皮質より内部に向いた部分を腎髄質という。
- 腎髄質は、腎錐体とよばれる円錐状の錐体に分かれ、1つの腎錐体とその周囲の腎皮質からなる腎葉が集まって構成される。

尿をつくるしくみ
- 腎皮質には、毛細血管が集まった糸球体と糸球体を覆っているボウマン嚢からなる腎小体があり、そのすき間に尿細管が走っている。
- 腎小体、細尿管による構造単位をネフロンといい、ネフロンで血液の濾過、再吸収が行われることにより尿がつくり出される。
- 1分間に腎臓を通過する血漿の量を腎血漿流量（RPF）、糸球体が1分間に濾過できる血漿の量を糸球体濾過量（GFR）といい、腎機能を示す重要な指標となる。

- 血液の濾過は、腎小体のフィルター効果により行われる。血漿中の尿素やアンモニアなどの老廃物は尿細管へと移動するが、赤血球など一定以上の大きさの物質は通過できない。
- 原尿に漏れ出た**グルコース**、**アミノ酸**、**イオン**、**水分**などの体に必要な成分は尿細管で再吸収される。
- 糸球体から出てすぐの**近位尿細管**では、グルコース、アミノ酸、ナトリウムイオンなどの栄養素の再吸収を行う。
- ヘンレループの**下行脚**では水分が、ヘンレループの**上行脚**ではナトリウムイオンが再吸収される。
- **遠位尿細管**では、ナトリウムイオンの再吸収がさらに進み、尿素などの老廃物が尿中に排泄される。

腎臓に作用するホルモン

- 副腎皮質から分泌される**アルドステロン**は、遠位尿細管に作用してナトリウムイオンと水分の再吸収を促進し、血圧と血流を調整する。
- 脳の下垂体後葉から分泌される**バソプレシン**は、集合管に作用して水の再吸収を促進して尿量を調節し、血圧を上げる作用がある。
- 心房で合成・分泌される**心房性ナトリウム利尿ペプチド**は、集合管でのナトリウムイオンと水分の再吸収を抑え、尿量を増やす作用がある。
- 血液中のカルシウムイオン濃度が下がると副甲状腺から分泌される**パラソルモン**は、おもに遠位尿細管でカルシウムイオンの再吸収を促進し、リン酸塩を排出する作用がある。
- 腎臓自身が生産・分泌する**エリスロポエチン**には、骨髄に作用して赤血球の産生を促進するはたらきがある。
- 腎臓のもつ血圧調節機能には、糸球体から分泌される**レニン**というたんぱく質分解酵素が大きくかかわる。
- レニンは、腎臓の血圧が低下したときに分泌され、**レニン-アンギオテンシン-アルドステロン系**とよばれる生理作用を引き起こし、血管を収縮させて血圧を上昇させる。

排尿のプロセス

- 腎臓でつくられた尿は、尿管を通って一時的に**膀胱**で貯留される。
- 膀胱に一定量の尿がたまり膀胱の内圧が上昇すると、膀胱内のセンサーから大脳へと情報が伝わり、尿意を感じる一方、排尿を抑える指令が脳から出される。
- 排尿の準備ができると脳からの抑制が解除され、排尿筋が収縮して尿道の括約筋が緩み、排尿される。これを**排尿反射**という。

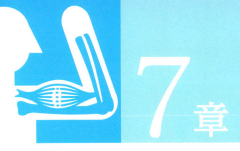

7章

体を動かす（筋・骨格系）

筋肉の種類とはたらき……………………………… 122
筋肉の構造…………………………………………… 123
筋肉が収縮するしくみ……………………………… 125
　　コラム●死後硬直のしくみ………………………… 126
筋肉への情報伝達…………………………………… 127
骨のはたらきと形成………………………………… 129
骨の構造……………………………………………… 131
皮膚のはたらきと構造……………………………… 132
7章のまとめ………………………………………… 135

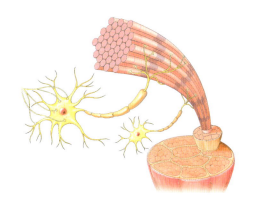

筋肉の種類とはたらき

■骨格筋、心筋、平滑筋の3種類の筋肉がある

　筋肉は、腕や足などの運動器はもちろん、心臓や呼吸器、消化器などを動かすために大きな役割を果たしている。その動かす部位やはたらきの違いにより、骨格筋、心筋、平滑筋に大きく分類できる。

　骨格筋は、骨と骨を連結して体を安定させ、全身を動かすためにはたらく筋肉である。意志によって動かすことができる随意筋で、一般的に筋肉というと骨格筋のことを指す（図7-1①）。

　心筋は、心臓の各部屋の壁をつくる、心臓だけにある筋肉で、心臓のポンプ機能を維持するために休みなくはたらく筋肉である（図7-1②）。

　平滑筋は、呼吸器、消化器、泌尿器などの内臓を構成する筋肉で、内臓筋ともいわれる。血管や気管・気管支、胃、腸、膀胱などを、状況に応じて動かすはたらきをしている（図7-1③）。

　心筋と平滑筋は自律神経の支配下にあるため、意志で動かしたり止めたりすることができない不随意筋である。

　また、骨格筋と心筋は縞模様あるいは横紋が見えることから横紋筋、平滑筋にはそれがないため非横紋筋ともいわれる。

図7-1 骨格筋、心筋、平滑筋の細胞の違い

種類		横紋	随意・不随意	部位
❶ 骨格筋 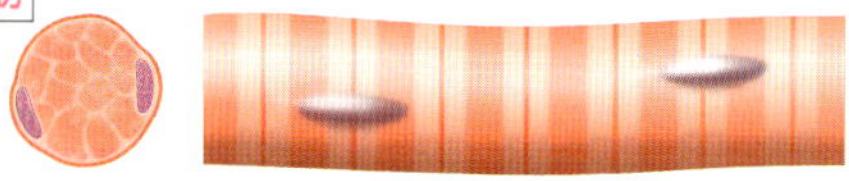		ある	随意	骨組織に付着
❷ 心筋 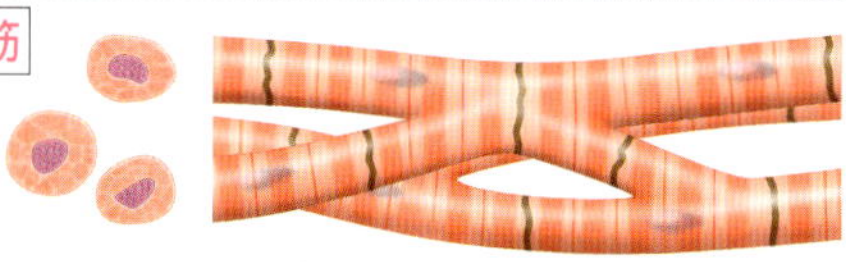		ある	不随意	心臓
❸ 平滑筋 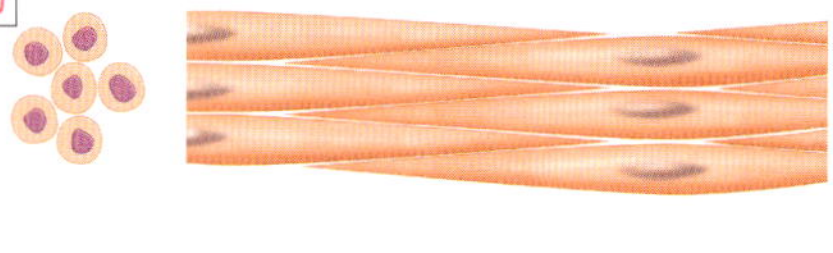		ない	不随意	心臓以外の内臓 呼吸器、消化器、泌尿器、血管壁

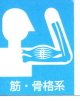

筋肉の構造

■多数の筋線維が束になった骨格筋

骨格筋は、筋線維（骨格筋細胞）という細長い細胞が集まってできている（→p.124、図7-3）。筋線維が集まって筋周膜という結合組織で包まれたものを筋束といい、さらに筋束が集まって1つの筋（上腕二頭筋など）をつくっている。

筋線維は、筋原線維という数百の線維が束になってできている。筋原線維は太さの異なる2種類のたんぱく質からなる。細いほうをアクチンフィラメント、太いほうをミオシンフィラメントという。

筋原線維を顕微鏡で観察すると、中に明るい部分と暗い部分があり、縞模様（横紋）をつくっている（図7-2）。このような模様ができるのはアクチンフィラメントとミオシンフィラメントが規則正しく並んでいるためで、アクチンフィラメントのみの部分をⅠ帯、2つのフィラメントが重なっている部分をA帯とよぶ。

図7-2 弛緩しているときの筋節

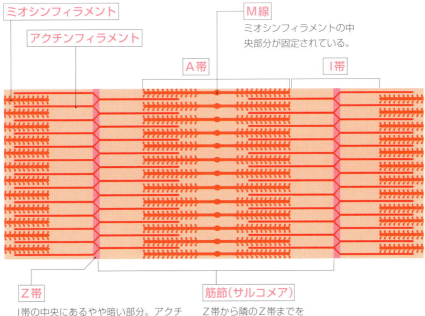

ミオシンフィラメント

アクチンフィラメント

M線　ミオシンフィラメントの中央部分が固定されている。

A帯

Ⅰ帯

Z帯　Ⅰ帯の中央にあるやや暗い部分。アクチンフィラメントの一端が固定されている。

筋節（サルコメア）　Z帯から隣のZ帯までを指す。長さは約2μm。

図7-3 骨格筋の構造

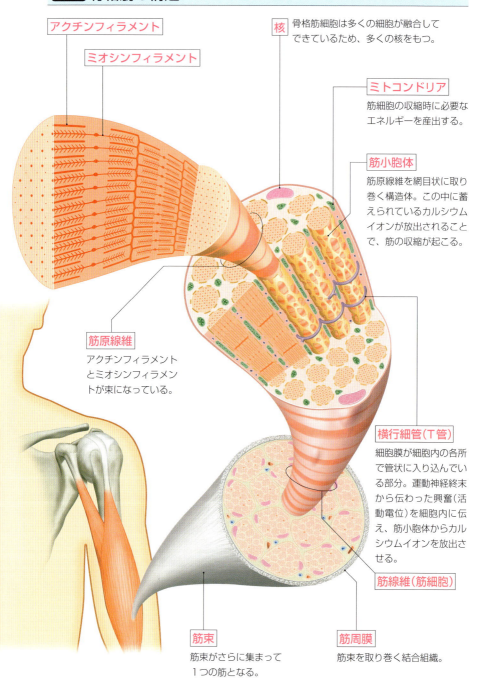

筋肉が収縮するしくみ

■ミオシンフィラメントとアクチンフィラメントの構造

筋原線維を構成する**ミオシンフィラメント**は、貝割れ大根のような形をした**ミオシン**というたんぱく質が束になってできている。頭部には**アクチン**と結合する部位がある。アクチンフィラメントは、**アクチン**がひも状に連なったものが2本と、**トロポミオシン**と**トロポニン**というたんぱく質が寄り合わさってできている（**図7-4**）。

このミオシンフィラメントとアクチンフィラメントの動きにより、筋肉が収縮したり弛緩したりする（→p.126）。

図7-4 筋原線維の構造

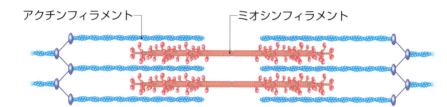

● ミオシンの構造

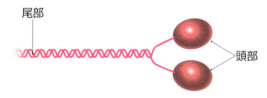

2つの頭部と1つの尾部からなる。ミオシンが束になると、頭部があちこちに突き出した形になる。頭部にはアクチンと結合する部位と、ATPと結合する部位がある。

● アクチンフィラメントの構造

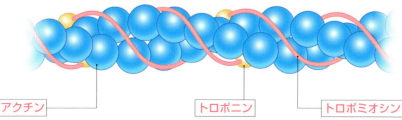

アクチン	トロポニン	トロポミオシン
球状のたんぱく質（Gアクチン）がひも状に連なったものが2本あり、トロポミオシンとともに、らせん状に寄り合わさっている。	アクチンの活性部位を覆い隠して、ミオシンの結合を抑制している。	トロポニンとともにミオシンの結合を抑制している。

■トロンボーンのように長さが変わる筋節

筋が収縮するときは、ミオシンフィラメントの間にアクチンフィラメントが滑り込む(滑り込み現象)ことで筋節の長さが変わる。

まず、細胞膜が興奮状態になると、カルシウムイオンがトロポニンに結合し、分子構造が変化してアクチン上のミオシン結合部位が露出する。そこにミオシンの頭部が結合し(図7-5①)、さらにATPが結合するとミオシン頭部はいったんアクチンから離れる(同②)。

ATPが分解されてADPになると、そのエネルギーによりミオシン頭部は10nm前方に倒れ(同③)、次に①で結合していた部分より10nm前方にあるアクチン活性部位に結合する(同④)。そして、ミオシン頭部の位置がもとに戻るとき、アクチンフィラメントは引っ張られて滑り込み現象が起きる(同⑤)。

細胞膜の興奮が終わると、カルシウムイオンはトロポニンから外れて筋小胞体に回収される。するとアクチン上のミオシン結合部位が隠され、筋は弛緩する。

図7-5 筋収縮時の分子機構

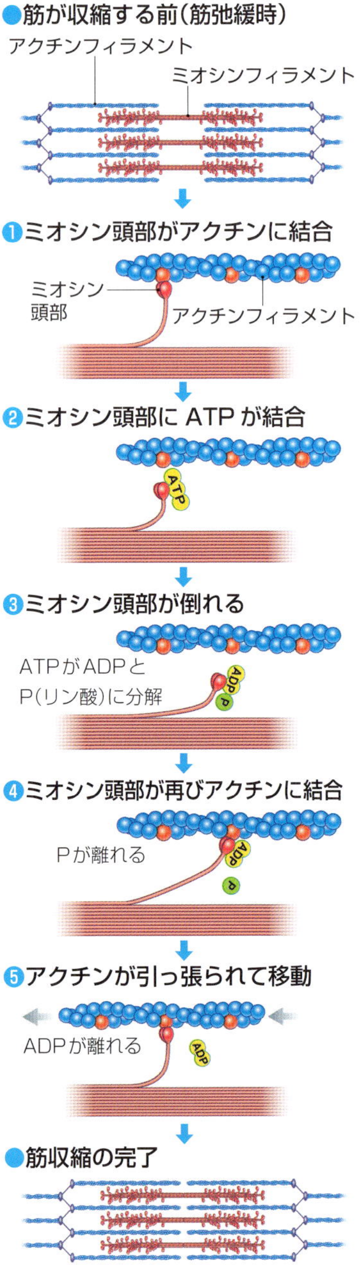

●筋が収縮する前(筋弛緩時)
アクチンフィラメント　ミオシンフィラメント

❶ミオシン頭部がアクチンに結合
ミオシン頭部　アクチンフィラメント

❷ミオシン頭部に ATP が結合

❸ミオシン頭部が倒れる
ATPがADPとP(リン酸)に分解

❹ミオシン頭部が再びアクチンに結合
Pが離れる

❺アクチンが引っ張られて移動
ADPが離れる

●筋収縮の完了

死後硬直のしくみ

ヒトの体は、死亡するとすぐにATPが減少する。すると細胞内のカルシウムイオン濃度が上昇し(ATPはカルシウムイオンが筋小胞体に回収される際にも必要であるため、ATPが減ると、カルシウムイオンが回収されずに残ってしまう)、ミオシンの頭部がアクチンに結合したままになる。これが死後硬直のしくみである。

さらに時間が経過すると、筋細胞のリソソームからたんぱく質分解酵素が放出され、筋肉は弛緩して硬直が解ける。

筋肉への情報伝達

■筋肉に信号を伝える運動ニューロン

　神経細胞の基本単位を**ニューロン**といい、神経系は多数のニューロンにより構成されている（→p.139）。ニューロンのなかでも、骨格筋の動きを支配して筋肉に信号を伝えるものを、**運動ニューロン**という。

　末梢の運動ニューロンの軸索の末端は筋線維と接合しており、この接合部を**終板（神経筋接合部）**とよぶ（図7-6）。1つの終板は1本の筋線維と接合する。軸索の末端は枝分かれし、複数の**終板**をもつため、**終板**の数に応じた筋線維に指令を伝えることができる。1つの運動ニューロンが支配する筋線維の集まりを**運動単位**という。

　1つの骨格筋にはいくつもの**運動単位**があり、活動する**運動単位**の数によって、筋肉の張力が変わる。また、骨格筋が持続的に収縮する必要がある場合、ある運動単位は活動するが隣の運動単位は休むというように、交替で活動することで個々の運動単位の疲労を防ぎ、一定の力が出るよう調節している。

図7-6 運動ニューロンと筋肉の接合

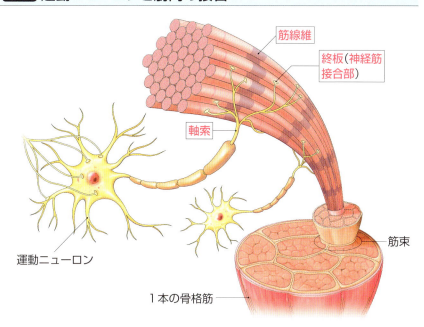

■シナプス構造により筋収縮情報を伝達

運動ニューロンと筋肉の接合部分の終板は、スムーズに情報を送ってそれを受け取るために、シナプスとよばれる特殊な構造となっている（→p.140）。筋肉を収縮する信号（活動電位）が、脳から運動ニューロンを介して終板（神経筋接合部）まで伝わると、次のように筋肉に伝えられる。

まず、終板まで活動電位が届く（図7-7①）と、終板の電位依存性カルシウムチャネル（VGCC）が開いてカルシウムイオンが終板内に流入する。終板のカルシウムイオン濃度が上昇すると、終板内のシナプス小胞はシナプス前膜に移動して中の神経伝達物質のアセチルコリンをシナプス間隙に放出する（同②）。

放出されたアセチルコリンは筋線維膜（シナプス後膜）の受容体に結合し、それにより受容体が活性化してナトリウムイオンが筋線維膜に入って電位変化（終板電位）が起こる（同③）。興奮が高まって終板電位が一定の値を超えると、筋線維膜で活動電位が発生して筋収縮（→p.126）が起こる。

図7-7 終板（神経筋接合部）の刺激情報の伝達

❶脳から終板まで活動電位が伝わる

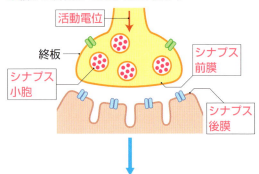

❷シナプス小胞からアセチルコリンが放出される

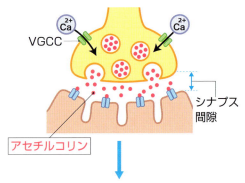

❸アセチルコリンのはたらきにより筋線維膜（シナプス後膜）で終板電位が生じ、活動電位が発生する

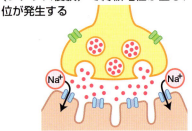

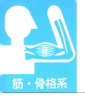

筋・骨格系

骨のはたらきと形成

■人体の構造を支えて内臓を守る骨

骨は、人体の大まかな枠組み、支柱をつくって人体構造を支え、筋肉の収縮によって人体を動かす運動器としての重要なはたらきをしている。

また、かたい骨組織は、やわらかい脳や内臓組織を取り囲んで外部の衝撃から守り、保護するはたらきもあるほか、骨の内部にある骨髄には造血機能があり、赤血球、白血球、血小板などを産生している（→p.87）。さらに、カルシウムをはじめとするミネラルを貯蔵し、代謝にも大きくかかわっているなど、支持組織以外にもさまざまな重要な役割を担っている。

骨は形状により、長管骨、短骨、扁平骨、含気骨などに区別される。長管骨は、おもに四肢を構成する長い棒状の骨で、上腕骨や大腿骨などに見られる（図7-8①）。短骨は、短い円筒状あるいは石ころのような形状の骨で、手根骨や足根骨など、手や足の指骨に見られる（同②）。扁平骨は、平べったい板状の骨で多くは弯曲しており、肩甲骨や頭蓋の天井をつくる頭頂骨などに見られる（同③）。また、含気骨は、上顎洞のある上顎骨など、内部に空洞がある骨となっている（同④）。

これらの骨により、人体の土台となる骨格が形成されている。

図7-8 骨の種類と特徴

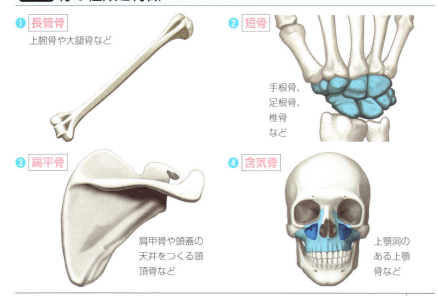

① 長管骨
上腕骨や大腿骨など

② 短骨
手根骨、足根骨、椎骨など

③ 扁平骨
肩甲骨や頭蓋の天井をつくる頭頂骨など

④ 含気骨
上顎洞のある上顎骨など

■骨代謝が繰り返され強度とバランスが保たれる

骨は、**骨芽細胞**、**破骨細胞**、**骨細胞**という3種の細胞成分と、細胞成分の間をつなぐ**骨基質**（**細胞外基質**）でつくられている。

骨芽細胞は骨をつくる役割を担う細胞で、基質となるコラーゲンなどを分泌し、**リン酸カルシウム**が沈着して骨基質を形成する。骨基質が形成されると、骨基質に**骨芽細胞**が取り込まれ、**骨細胞**となる。**骨細胞**には突起があり、突起どうしで細胞連結している。**破骨細胞**は、多数の核をもつ多核巨細胞で、コラーゲンやカルシウムなどの骨組織成分を分解、融解して古い骨組織を破壊するはたらきをもつ。

骨においては古い骨細胞を破壊して血液に吸収する**骨吸収**と、新しい骨組織を形成する**骨形成**が繰り返されている。これを**骨代謝**という。**骨代謝**は、休止期→活性化期→吸収期→逆転期→形成期→休止期という一定のサイクルで行われる（図7-9）。

この骨代謝は、成長期には骨形成が骨吸収より**優位**になることで、骨格の原型は保ちながら、骨の長さ、太さ、髄腔径、皮質骨の厚さなどが変化して少しずつ成長していく。これを**モデリング**という。成長期以後になると、骨量や形態のバランスをとるように骨代謝が繰り返されていくが、これを**リモデリング**（再構築）という。これらの細胞成分のはたらきにより、骨の強度が保たれ、**血中カルシウム濃度**が調節される。

図7-9 骨代謝のサイクル

❶ 休止期

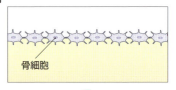
骨細胞

❷ 活性化期
前破骨細胞が活性化する

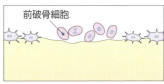
前破骨細胞

❸ 吸収期
破骨細胞が古い骨組織を破壊・吸収する

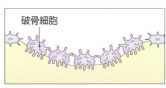
破骨細胞

❹ 逆転期
破骨細胞は消滅、前骨芽細胞が出現する

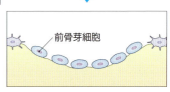
前骨芽細胞

❺ 形成期
骨芽細胞により骨形成が行われる

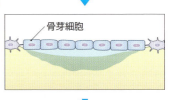
骨芽細胞

❶ 休止期

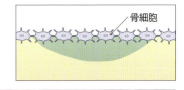
骨細胞

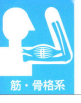

筋・骨格系

骨の構造

■長管骨は皮質骨と海綿骨で構成される

骨は、緻密な骨細胞が一定の厚みをもって整然と並ぶ骨層板でできた**皮質骨**（緻密骨）と、骨梁（こつりょう）という細い繊維状の骨が組み合わされたスポンジ状の網目構造をもつ**海綿骨**で構成されている。

長管骨の中央部を**骨幹**、両端を**骨端**という。骨幹部の周囲は厚い皮質骨で取り囲まれ、内部は**髄腔**とよばれる腔状になっており、海綿骨のすき間は**骨髄**（→p.87）で満たされている。骨端は周辺部が薄い皮質骨で、内部は海綿骨が主体となっている。長管骨の両端の骨端部先端の表面は、関節軟骨で覆われている。

皮質骨は、ハバース管という管を中心に、骨層板が年輪状に規則正しく配列された**ハバース層板**が積み重なったもので、その1つの単位をオステオン（骨単位）という。ハバース管内は細い血管や神経などが走行し、横方向に走る**フォルクマン管**によって、隣り合ったハバース管が結ばれている（図7-10）。

海綿骨は、家の柱と梁（はり）のようなはたらきにより骨の強度を保っており、内部の**骨髄**には血球を産生する機能もある（→p.87）。

図7-10 長管骨の構造

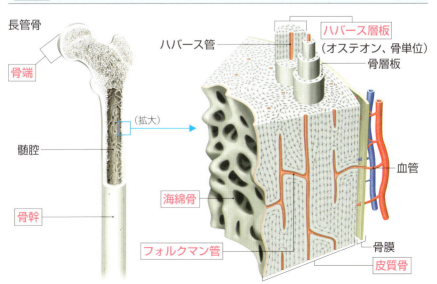

皮膚のはたらきと構造

■ 3層構造で全身を包んで体を守る

皮膚は体の表面を覆っている臓器で、成人男性で総面積が畳約1枚分、重量は体重の約16%といわれる。皮膚には、外部の刺激から体内の器官を守る**バリア**機能や、体内の水分や体液などを保持する**保湿**機能のほか、汗や皮脂を分泌して老廃物を排出する**分泌・排出**機能、体温を一定に保つように調節する**体温調節**機能（→p.134）などの機能がある。また、触覚、圧覚、温覚、冷覚、痛覚など、外界の刺激を脳に伝える**感覚受容器**でもあり（→p.198）、体内に侵入する異物や細菌などを排除する**免疫**機能にもかかわっている。

これらのさまざまな役割を担っている皮膚は、表面から体の内側に向かって、**表皮**、**真皮**、**皮下組織**という3層の構造になっており、各層がそれぞれの役割を果たしている。

表皮は、もっとも外側にある薄くて丈夫な重層扁平上皮で、おもに異物の侵入や、体外への過剰な水分の排出を防ぐはたらきがある。細胞の成長段階によって、下部から**基底層**、**有棘層**、**顆粒層**、**淡明層**、**角質層**という5つの層で構成されており（**図7-11**）、組織の約9割はケラチノサイトという角化細胞でできている。ほかにも、ランゲルハンス細胞という免疫機能にかかわる細胞や、メラニン色素を産生するメラニン細胞などがある。

図7-11 表皮の構造

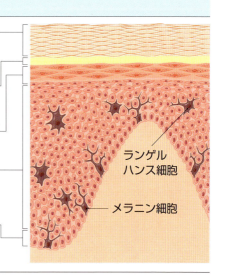

角質層
角化細胞から退化変性した扁平な細胞が積み重なった層。約1か月で垢としてはがれ落ちる。

淡明層
足底など皮膚の厚い部分にある。

顆粒層
扁平な細胞が重なっている。

有棘層
多角形の細胞どうしが、細胞間橋とよばれる構造で強く結合した層。

基底層
角化細胞が産生され、分裂して増殖している層。生まれた細胞は表層に向かって移動していく。

■皮膚の弾力性を保つ真皮と水分・栄養分を届ける皮下組織

　表皮の内側にある真皮は、線維芽細胞からつくられる線維と基質でできた密性結合組織で、線維状たんぱく質のコラーゲンやエラスチン、そのすき間を埋めるゼリー状の基質であるヒアルロン酸によって、水分を保持し皮膚の形状や弾力性を保つはたらきがある。真皮には、表皮に向かって入り込んでいる乳頭部分に毛細血管網が発達しているほか、リンパ管、皮脂腺、汗腺（エクリン腺やアポクリン腺）などの付属器もある（図7-12）。

　また、3層構造のもっとも内側にある皮下組織は、脂肪細胞に富んだ疎性結合組織である。皮下組織には動脈や静脈が走っており、表皮に向かって毛細血管へと枝分かれして水分や栄養分を届け、老廃物を運び出している。いわゆる皮下脂肪はこの部分を指すが、外部からの刺激や衝撃をやわらげたり、エネルギーを貯蔵するなどの役割などもある。

図7-12 真皮、皮下組織の構造

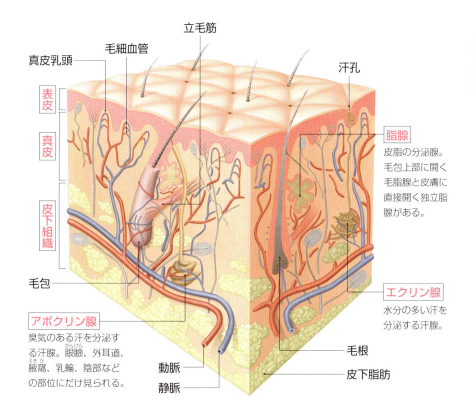

■外気温や体調に応じて体温を調節・保持

皮膚は**体温**を調節する役割も担っている。体内では生命維持のために絶えずエネルギーを産生しているが、その際に生まれる熱を体外に放出することで、体温を一定に保っている。

熱はおもに血液によって伝えられていくため、表皮の**毛細血管**を介して、体外に放散されていく。体温が上昇しているときは、**毛細血管**に流れる血液量を増やして表皮から熱を放散するほか、**汗**の分泌を増やすことで、**汗**の水分が気化する際の気化熱によって体温を下げる。

一方、外気温が低い場合など、熱の放散を減らして体温を保持する必要がある場合は、皮下組織、真皮にある動脈と静脈の間の短絡路（→p.64）への**血液量**を増やして毛細血管網の血液を減らすことで、表皮からの熱の放散を減少させている（**図7-13**）。

このように、表皮の血液量を調節することで効率的に体温の調節をしているため、体温が上昇して熱を発散する必要がある場合は、血流の増加により肌が赤らみ、体温を保持するために血流を減らす場合には、肌が青白く見えるようになる。

図7-13 皮膚の体温調節

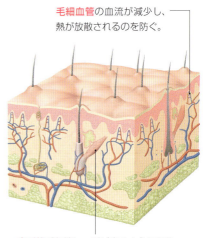

暑いとき
エクリン腺からの汗の分泌がさかんになる。水分が蒸発するときの気化熱で体温を低下させる。
発汗
毛細血管の血流が増え、血液の熱が表皮を介して放散される。

寒いとき
毛細血管の血流が減少し、熱が放散されるのを防ぐ。
立毛筋が収縮し、毛が立つようになる。同時に**立毛筋**が付着している皮膚にくぼみ（いわゆる鳥肌）ができる。

7章のまとめ

筋肉の種類とはたらき
- 筋肉は、腕や足など体全体を動かすほか、心臓や呼吸器、消化器などの器官を動かすはたらきがあり、大きく骨格筋、心筋、平滑筋に分類される。
- 骨格筋は、骨と骨を連結して体を安定させ、全身を動かす筋肉で、意志によって動かすことができる随意筋である。
- 心筋は、心臓特有の筋肉で、心臓のポンプ機能を維持するために意志とは関係なく動き続ける不随意筋である。
- 平滑筋は、心臓以外の内臓を構成する筋肉で、不随意筋である。

筋肉の構造
- 骨格筋は、筋線維という細長い細胞からなる。筋周膜で包まれた筋線維の集合体を筋束といい、筋束が集まって1つの筋を形成する。
- 筋線維は、細いアクチンフィラメントと太いミオシンフィラメントの2種類のたんぱく質からなる筋原線維が束になってできている。

筋肉が収縮するしくみ
- 筋肉は、ATPの分解で得たエネルギーを使いながら、ミオシンフィラメントとアクチンフィラメントの動きにより、収縮したり弛緩したりする。
- 収縮するときは、ミオシンフィラメントの間にアクチンフィラメントが移動する滑り込み現象が起き、筋節の長さが変わる。
- 筋収縮時は細胞膜が興奮状態になり、アクチン上のトロポニンにカルシウムイオンが結合し、ミオシン結合部位が露出する。そこにミオシンの頭部が結合したり離れたりすることで滑り込み現象が起きる。
- 細胞膜の興奮が終わると、カルシウムイオンはトロポニンから外れて筋小胞体に回収され、筋は弛緩する。

筋肉への情報伝達
- 神経細胞の基本単位をニューロンといい、骨格筋の動きを支配して筋肉に情報を伝えるものを運動ニューロンという。
- 通常、1つの運動ニューロンは複数の筋線維を支配している。
- 1つの運動ニューロンが支配する筋線維群を運動単位といい、運動ニューロンに興奮が伝わると、運動単位のすべての筋線維が収縮する。
- 運動ニューロンと筋肉の接合部分は、終板とよばれる。
- 活動電位が終板まで到達すると、シナプスの先端部分にあるシナプス小胞から神経伝達物質のアセチルコリンが放出される。アセチルコリンが筋線維膜の受容体に結合すると、受容体が活性化してナトリウムイオンが流入し、活動電位が発生して筋収縮が起こる。

骨のはたらきと形成
- 骨は、人体の土台となる骨格を形成し、外部の衝撃から脳や内臓組織を保護する役割がある。人体を動かす運動器としてのはたらきもある。
- 骨の内部の骨髄には造血機能があり、血球を産生するほか、カルシウムをはじめとするミネラルを貯蔵し、代謝にもかかわっている。
- 形状により、長い棒状の長管骨、短い円筒状の短骨、平らな板状の扁平骨、内部に空洞がある含気骨などに分類される。
- 骨は、骨芽細胞、破骨細胞、骨細胞の3種の細胞成分と、細胞成分の間の骨基質（細胞外基質）からつくられる。
- 骨芽細胞は骨をつくるもととなる細胞で、基質となるコラーゲンなどを分泌する。骨基質が形成されると骨芽細胞は取り込まれ、骨細胞となる。
- 破骨細胞は、多数の核をもつ多核巨細胞で、古い骨組織を分解、融解して破壊するはたらきをもつ。
- 古い骨細胞を破壊して血液に吸収する骨吸収と、新しい骨組織を形成する骨形成が、一定のサイクルで繰り返されている。これを骨代謝という。
- 成長期に、骨格の原型を保ちながら、骨の長さ、太さなどが変化していくことをモデリングという。成長期以後に、骨量や形態のバランスをとるように骨代謝が繰り返されることをリモデリング（再構築）という。

骨の構造
- 骨は、皮質骨（緻密骨）と海綿骨で構成される。
- 皮質骨は、ハバース管を中心にしてハバース層板が年輪状に積み重なったもので、1つの単位をオステオン（骨単位）という。
- 海綿骨は、家の柱と梁のような構造により骨の強度を保つはたらきがあり、内部の骨髄には血球を産生するはたらきもある。

皮膚のはたらきと構造
- 皮膚は、表面から体の内側に向かって、表皮、真皮、皮下組織の3層構造になっている。
- 表皮は、もっとも外側にある薄くて丈夫な重層扁平上皮で、おもに異物の体内への侵入や、体外への過剰な水分の排出を防ぐはたらきがある。
- 表皮の内側の真皮は、線維と基質でできた密性結合組織で、水分を保持し皮膚の形状や弾力性を保つはたらきがある。
- 最下層の皮下組織は、脂肪細胞に富んだ疎性結合組織で、外部からの刺激や衝撃をやわらげ、エネルギー源となる脂肪の貯蔵庫としてはたらく。
- 皮膚には感覚受容器の役割のほか、表皮の血液量を調節することで、体温を一定に保つように調節する体温調節機能もある。

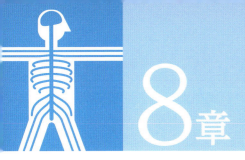

8章

情報をコントロールする（脳・神経系）

神経系の機能と分類……………………………… 138
ニューロンとシナプス…………………………… 139
興奮の伝導のしくみ……………………………… 141
中枢神経の構成…………………………………… 143
大脳のはたらき…………………………………… 144
小脳と脳幹のはたらき…………………………… 146
　　コラム●脳死と植物状態………………… 146
脊髄の構造………………………………………… 147
脳神経のはたらき………………………………… 149
脊髄神経のはたらき……………………………… 151
自律神経のはたらき……………………………… 152
8章のまとめ……………………………………… 155

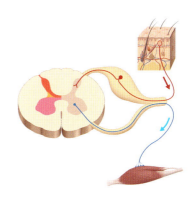

神経系の機能と分類

■中枢神経と末梢神経により情報を伝達する

神経系は、興奮(情報)を伝達する組織で、中枢神経(→p.143)と末梢神経に大きく分類される。中枢神経は脳と脊髄からなる神経系組織で、セキュリティーシステムにたとえると情報センター(司令塔)の役割を担う。末梢神経は、中枢神経と筋・感覚器官などの最終器官との間で神経の伝達を行う、中枢神経以外の神経系組織で、セキュリティーシステムでいえば各センサー(感覚神経)と火消し隊などの実働部隊(運動神経)にあたる。

末梢神経は、自律神経と体性神経に大きく分類される。このうちの自律神経(→p.152)は、消化機能や心機能など意志とは関係なくはたらく神経で、交感神経と副交感神経に分かれる。交感神経は心拍数や血圧を上げるなど体を活動しやすい状態にし、副交感神経は交感神経とは逆に体を休めてリラックスさせる役割をもつ。一方の体性神経には、全身の感覚器(→p.198)の情報を中枢神経に伝える感覚神経と、筋を収縮させる運動神経がある。運動神経は意志によって調節が可能な随意神経である。

図 8-1 神経系の分類

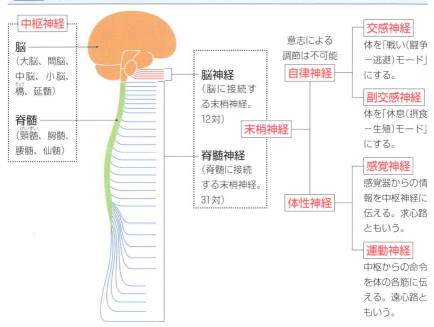

ニューロンとシナプス

■全身にめぐるニューロンのネットワーク

　神経細胞の単位は、**ニューロン**とよばれる。ニューロンは、核、細胞体（核周部）、そこから出る突起からなり、連結して全身にネットワークをつくり、電気信号によって興奮(刺激)の伝導を行っている。細胞膜に沿って流れる微弱な電位変化のことを**活動電位**という(→p.141)。

　ニューロンの突起部分には、**軸索**(神経突起)と**樹状突起**の2種類がある。軸索は長く、細胞体から1本だけ出て、先端に向かって電気が流れる。軸索の末端の接合部を**シナプス**(→p.140)という。

　軸索を細胞が年輪のように取り巻く構造を**髄鞘**といい、髄鞘があるニューロンを**有髄線維**、ないものを**無髄線維**という。中枢神経の髄鞘は**稀突起膠細胞**(オリゴデンドロサイト)によってつくられ、末梢神経では**シュワン細胞**によってつくられる(シュワン鞘)。軸索と、それを包む細胞(鞘)からなる長い神経突起を神経線維とよぶ。

　樹状突起は短く枝分かれし、ほかの神経細胞の軸索の末端と接している。

図 8-2 ニューロンの構造

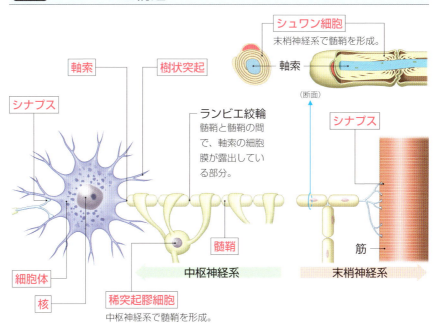

■電気信号と神経伝達物質で情報を伝達しあう

ニューロンの軸索の末端は**シナプス**とよばれ、こぶのような形状をしている。**シナプス**は、次につながるニューロンあるいは筋組織と密着して接合しておらず、**シナプス間隙**といわれるごくわずかなすき間がある。シナプスまで伝わった刺激を次のニューロンに伝えるために、電気信号を化学物質の信号に置き換え、その連鎖によって細胞から細胞へと情報を伝達している（シナプス伝達、**図8-3**）。

シナプスでは、アセチルコリン、ノルアドレナリン、セロトニンなどの**神経伝達物質**が産生され、シナプス小胞に貯蔵されているが、シナプスまで活動電位が伝わると、情報に応じてこの小胞から神経伝達物質が選別されて放出される。次のニューロンの細胞膜には**受容体**があり、放出された神経伝達物質が特異的に決められた**受容体**に結合することで、通常は閉じているイオンの通り道（**チャネル**）が開き、その部分に**活動電位**が発生するようになる。この値があるレベルを超えると、その軸索を活動電位が伝わっていく。

図8-3 シナプス伝達のしくみ

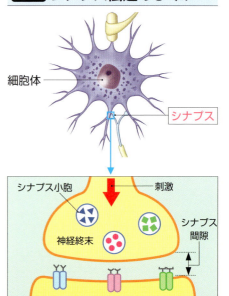

①刺激（活動電位）が軸索を通って神経終末まで伝わる。

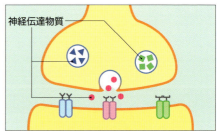

②シナプス小胞がシナプス間隙にアセチルコリンなどの神経伝達物質を放出する。

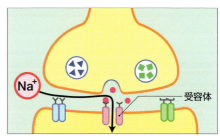

③シナプス後膜の受容体に神経伝達物質が結合すると、チャネルが開いてナトリウムイオンが流入し、次のニューロンで活動電位が発生する。

興奮の伝導のしくみ

■活動電位が隣接部を刺激して興奮の波を伝播

　ニューロンが刺激（興奮）を受けると、軸索の細胞膜の性質が変化し、軸索外のナトリウムイオンが軸索内に移動して軸索内がプラスに帯電し、活動電位が生じる（脱分極→p.221）。

　活動電位が発生すると、その隣接部に電位差が生じて軸索内のプラス電位部分が移動していき、電気が流れるようになる。活動電位はさらに隣接部を刺激し、その隣、その隣へと次々に電気が流れていく。これを興奮の伝導といい、このしくみによって興奮の波が伝播して軸索を進んでいき、電気信号が伝えられていく（図8-4）。そして、神経終末のシナプスまで到達すると、図8-3のように次のニューロンへと伝達される。

　一度活動電位が生じた細胞部位は、別の刺激を受けてもすぐに反応できない不応期とよばれる状態となるため、逆方向に興奮が伝わることはなく、興奮の波は一定の方向に伝導していく。

図8-4 興奮の伝導の流れ

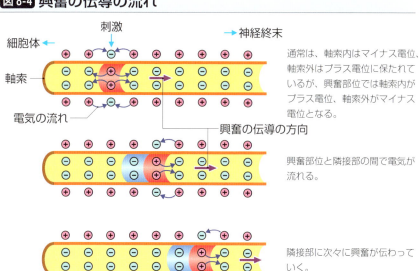

■髄鞘の有無によって興奮が伝わる速度が異なる

神経線維には、髄鞘とよばれる鞘で覆われた**有髄線維**と、髄鞘がない**無髄線維**がある。

無髄線維では脱分極の波が連続して伝わっていくことで、興奮(刺激)が伝導されていく(図8-5①)。内臓痛覚など、それほど迅速な情報伝達が必要ない場所に多く見られる。これに対し、髄鞘は電気を絶縁する性質をもち、髄鞘と髄鞘の間の**ランビエ絞輪**の部分以外はイオンと接触しないことから、**有髄線維**では髄鞘がある部位は脱分極しない。そのため、脱分極の波は髄鞘を飛び越してランビエ絞輪部を跳躍するように伝わり、興奮(刺激)が伝わる速度が速くなる(図8-5②)。これを**跳躍伝導**といい、筋線維など迅速な反応が必要な部位に多く見られる。

図8-5 無髄線維と有髄線維

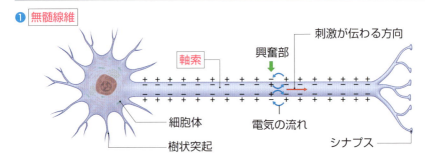

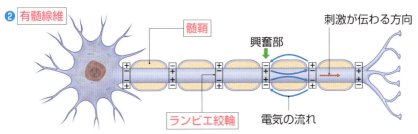

● 神経線維の分類

	髄鞘	伝導速度	末梢神経	中枢神経
無髄線維	なし	ゆっくり	無髄有鞘線維 (自律神経の節後ニューロン)	無髄無鞘神経 (大脳灰白質)
有髄線維	あり	速い (跳躍伝導)	有髄有鞘線維 (体性神経)	有髄無鞘線維 (大脳白質)

「有髄線維」「無髄線維」は髄鞘の有無を、「有鞘線維」「無鞘線維」はシュワン鞘の有無を表している。

中枢神経の構成

■脳と脊髄からなる中枢神経

中枢神経は脳と脊髄からなり、脳は頭蓋骨、脊髄は脊柱管というかたい骨に囲まれ、守られている。覚醒、睡眠、呼吸、心拍の調節など、生命活動の基本的な部分を担っているほか、眼や耳などの感覚器から入ってくる情報を統合し、体を動かしている筋に伝える役割などもある。

脳は大脳、間脳、中脳、小脳、橋、延髄に大きく分けられる（図8-6）。大脳は、知覚、記憶、言語、判断、認知など、高度な知的機能を司っている（→p.144）。小脳は運動機能の調整やバランス感覚を保つ役割を担い、脳幹は、中脳、橋、延髄からなり、呼吸、血圧、心拍、体温の調節など生命維持にかかわるはたらきをしている（→p.146）。また、脊髄は頸髄、胸髄、腰髄、仙髄に大きく分けられ、皮膚での感覚情報を運動神経に迅速に伝えたり、すぐに体を動かす「反射」処理を担当している（→p.147、148）。

図8-6 大脳、間脳、脳幹、小脳

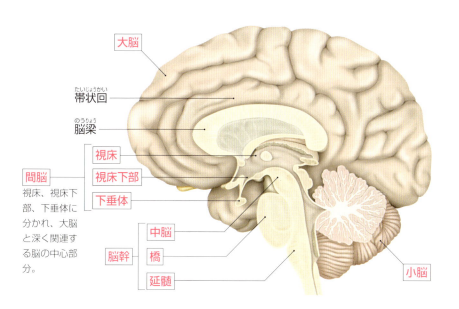

大脳のはたらき

■言語や運動機能、感情などをコントロール

　大脳は左右の半球に分かれており、脳梁とよばれる神経線維でつながっている。大脳半球は、中心溝、外側溝、頭頂後頭溝を境に、前頭葉、頭頂葉、後頭葉、側頭葉の4つの葉に区分される（図8-7）。

　大脳の表面は大脳皮質（図8-8）とよばれ、ニューロンの細胞体が集まっている。脳溝とよばれる不規則な溝と、溝により隔てられた脳回というふくらみが、表面積を広くするのに役立っている。大脳皮質は、言語、思考、感情、理性など、ヒトとしてのさまざまな活動をコントロールしている。

　また、大脳の下部にある間脳は大脳との関係が深く、視床、視床下部、下垂体などに区分される。視床では感覚刺激情報の認識および伝達、視床下部では自律神経の調節、体温、睡眠、性機能などの調節、下垂体ではホルモンの分泌（→p.164）など、神経活動の中心的な役割を果たしている。

図8-7 大脳の構造（右半球）

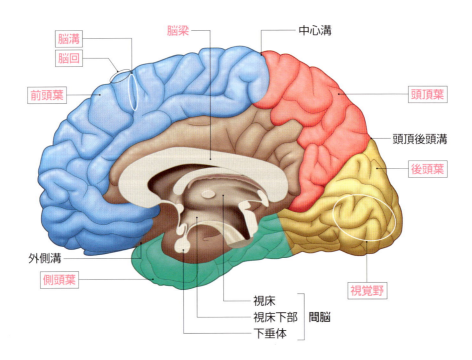

■機能ごとに大脳皮質の特定の場所が対応

　大脳皮質は場所によって担当する機能が異なる。これを大脳皮質の機能局在という。

　運動機能を司る一次運動野（図8-8）は前頭葉の後端に、痛みなど全身の皮膚からの感覚を司る体性感覚野は頭頂葉の前端にある。視覚を司る視覚野（図8-7）は後頭葉の後端で正中面に広がり、聴覚を司る聴覚野は側頭葉の上端にある。

　連合野とよばれる部分は、運動野や感覚野から受け取った情報を制御・統合して行動や計画を立案するなど、知性や感情、意欲、想像力などにかかわるさまざまな役割を担っている。

　言語を理解する感覚性言語中枢（ウェルニッケ野）、言葉を話したり書いたりする機能にかかわる運動性言語中枢（ブローカ野）も連合野の一部である。ブローカ野は左半球の前頭葉に、ウェルニッケ野は左半球の頭頂葉と側頭葉の境目に位置している。

図8-8 大脳皮質の機能と場所（左半球）

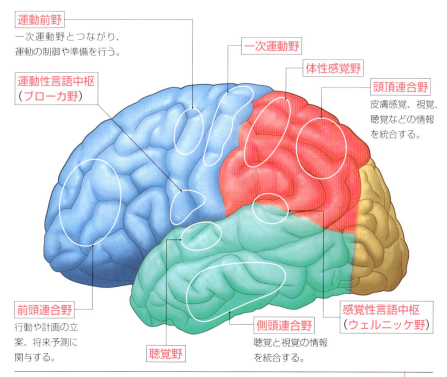

運動前野
一次運動野とつながり、運動の制御や準備を行う。

運動性言語中枢（ブローカ野）

一次運動野

体性感覚野

頭頂連合野
皮膚感覚、視覚、聴覚などの情報を統合する。

前頭連合野
行動や計画の立案、将来予測に関与する。

聴覚野

側頭連合野
聴覚と視覚の情報を統合する。

感覚性言語中枢（ウェルニッケ野）

小脳と脳幹のはたらき

■ 運動機能の調整と生命活動の維持にかかわる

小脳は、脳幹の後ろに突き出した形状で、大脳からの運動指令をさらに調整して必要な部分に伝達したり、体のバランスを保つ役割などがある。全身のニューロンの半分が小脳に集中し、人間が微妙で細かいさまざまな動きができるのは、小脳の複雑な回路網のはたらきによるといわれる。

脳幹は脳の下部の幹にあたる部分で、中脳、橋、延髄に区分される（図8-9）。生命活動を維持する機能が集中しており、呼吸、心臓の活動、血圧調節などの重要な機能を担っている。そのため、脳幹の機能が損なわれると生命を維持することが困難になる。

図 8-9 小脳と脳幹

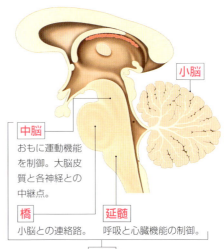

中脳 おもに運動機能を制御。大脳皮質と各神経との中継点。

橋 小脳との連絡路。

延髄 呼吸と心臓機能の制御。

小脳

脳幹

脳死と植物状態

いわゆる脳死は、大脳、小脳、脳幹のすべての機能が停止する「全脳死」と脳幹の機能だけが停止する「脳幹死」に分けられる。呼吸機能が停止するため、人工呼吸器を使用しなければ生命を維持することはできない。

これに対し、大脳の機能の一部またはすべての機能は停止しているが、脳幹は機能しており循環や呼吸は維持できている状態を「植物状態」という。自発的に眼を開けたり動かすことはない深昏睡状態ではあるものの、自発呼吸が可能なため、脳死とは異なる。

全脳死 脳の機能すべてが停止。

生命維持には人工呼吸器が必要

脳幹死 脳幹の機能だけが停止。

植物状態 大脳の機能は停止。脳幹の機能は維持。

自発呼吸が可能

脊髄の構造

■脳と末梢神経を中継する情報の伝導路

脊髄は、直径1cmほどの細長い円柱状をした神経幹で、脊柱管の中を通って腰まで続き、中枢神経の一部を構成している。上部から、頸髄、胸髄、腰髄、仙髄に区分される（図8-10①）。脊髄には、おもに脳からの指令を中継して各部に伝え（下行性伝導路：遠心路）、末梢神経からの情報を中継して脳に送る役割がある（上行性伝導路：求心路）。

脊髄の中心部はニューロンの細胞体（→p.139）が集まった部分で灰白質とよばれ、周囲は縦走する神経線維でできていて白質とよばれる。

灰白質の領域は前角、後角、側角からなり（図8-10②）、前角にはおもに運動神経、後角にはおもに感覚神経、側角には自律神経系のニューロンがそれぞれ存在する。運動神経のニューロンは前角に細胞体があり、軸索が前根を形成して骨格筋へつながる。感覚神経の軸索は後根となり、脊髄神経節でシナプスをつくって脊髄の後角に入る。

図8-10 脊髄の全景と断面図

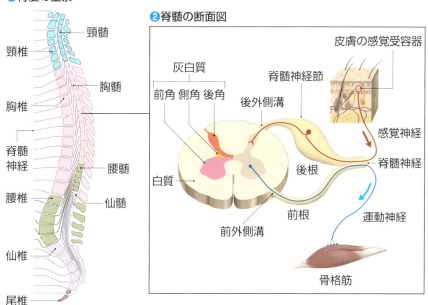

■脊髄からの指令で体を守る脊髄反射

　脊髄には、たとえばやけどの危険など、とっさのことから身を守るために、脳に情報を伝達する前に脊髄が筋に興奮情報を送り、危険を回避する反射中枢としてのはたらきもある。このような脊髄からの直接の指令で起こる体の反応を**脊髄反射**という。

　よく知られている反射の例は**膝蓋**反射である。椅子に座って力を抜き、膝を曲げて足を浮かせた状態で、膝のくぼみを軽くたたくと、急激に大腿四頭筋が収縮して爪先が上がる現象である。これは、大腿四頭筋の停止腱である膝蓋腱がたたかれると、筋の伸縮状態の受容器が急激に筋が伸展されたと感知し、その情報が脳に伝わる前に、大腿四頭筋を支配する脊髄の神経線維に伝わるしくみとなっているためである。このほか、うっかり熱いものに触ると無意識のうちにすばやく手足を引きやけどから身を守る反射を、**屈曲**反射（**屈筋**反射）という。

　この刺激に対するすばやい反応は、筋の伸展状況を知覚する感覚神経が、同じ筋を支配する運動神経に直接シナプス接続をしていることで可能となっている（図8-11）。

図8-11 脊髄反射のしくみ

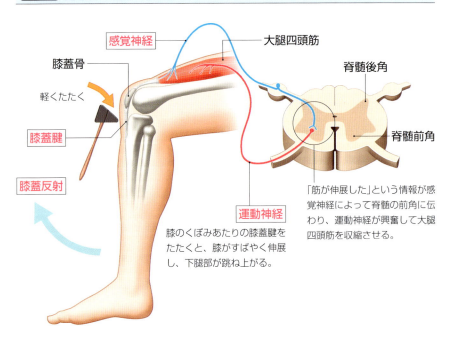

脳神経のはたらき

■ 12対の末梢神経が感覚や運動にかかわる

　脳と直接つながる末梢神経（→p.138）を脳神経という。脳が収まる頭部には眼、耳、鼻、舌などの特殊な感覚器が集中しているため、脳神経には視覚、聴覚、嗅覚、味覚などの情報を脳に伝える感覚神経が多く見られる。

　また、表情をつくったり、まばたき、咀嚼、嚥下時などに頭頸部の筋を動かす運動神経もある。

　このほか、内臓運動の指令を伝える自律神経（副交感神経）などもあり、涙腺や唾液線の分泌などにもかかわっている。

　脳神経は全部で12対、計24本あり、脳から出る位置によってⅠからⅩⅡまでの番号でよばれている（→p.150、図8-12）。

●脳神経の種類と機能

名称		機能	種類
第Ⅰ脳神経	嗅神経	においの感覚を大脳に伝える。	感覚神経
第Ⅱ脳神経	視神経	網膜に映った映像を大脳に伝える。	感覚神経
第Ⅲ脳神経	動眼神経	眼球を上下や内側に動かしたり、まぶたを開閉したりする。眼のピントや、瞳孔から入る光の量を調節する。	運動／副交感神経
第Ⅳ脳神経	滑車神経	眼球を下に動かす。	運動神経
第Ⅴ脳神経	三叉神経	顔面の知覚を脳に伝える。咀嚼を行う指令を筋に伝える。	感覚／運動神経
第Ⅵ脳神経	外転神経	眼球を外側に向ける。	運動神経
第Ⅶ脳神経	顔面神経	顔面の表情筋に指令を送る。味覚を脳に伝える。涙腺、顎下腺や舌下腺の分泌を支配する。	感覚／運動／副交感神経
第Ⅷ脳神経	聴神経	聴覚や平衡感覚の情報を脳に伝える。	感覚神経
第Ⅸ脳神経	舌咽神経	味覚を脳に伝える。咽頭の筋に運動の指令を送る。耳下腺の分泌を支配する。	感覚／運動／副交感神経
第Ⅹ脳神経	迷走神経	外耳道、咽頭、喉頭の知覚を脳に伝え、運動指令を送る。	感覚／運動／副交感神経
第ⅩⅠ脳神経	副神経	胸鎖乳突筋、僧帽筋に運動指令を送る。	運動神経
第ⅩⅡ脳神経	舌下神経	舌に運動指令を送る。	運動神経

図8-12 脳神経の位置

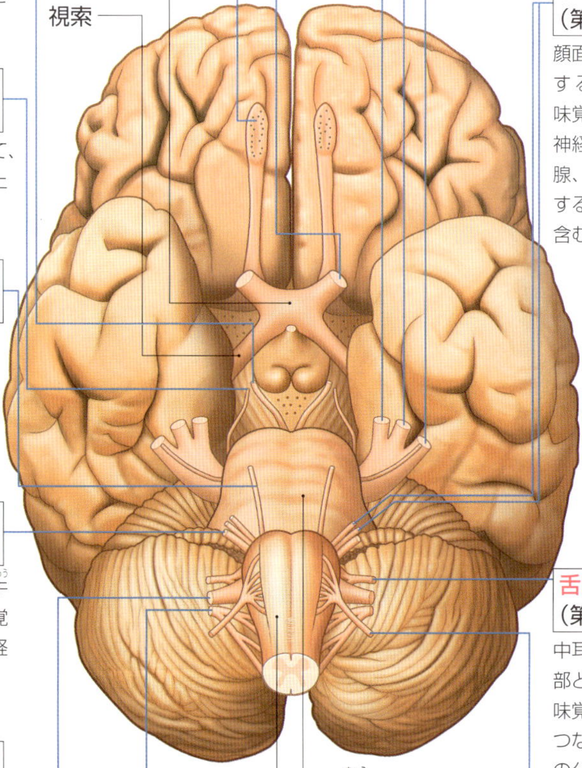

動眼神経（第Ⅲ脳神経）
中脳下方の腹側から出て眼球に付着する上直筋、内直筋、下直筋、下斜筋、上眼瞼挙筋を支配。

滑車神経（第Ⅳ脳神経）
中脳背面から出て、眼球に付着する上斜筋を支配。

外転神経（第Ⅵ脳神経）
橋と延髄の境界部から、眼球の外直筋につながる。

聴神経（第Ⅷ脳神経）
聴覚を伝える蝸牛神経と、平衡感覚を伝える前庭神経に分かれる。

迷走神経（第Ⅹ脳神経）
延髄の後外側溝から咽頭や喉頭の筋につながる。頸部から胸部・腹部の内臓を支配する副交感神経を含む。

嗅神経（第Ⅰ脳神経）
大脳の下部にある嗅球に入る。

視交叉
視索

副神経（第Ⅺ脳神経）
胸鎖乳突筋と僧帽筋を支配。迷走神経と合流して喉頭の筋も支配する。

視神経（第Ⅱ脳神経）
間脳底部で視交叉をつくり2本の視索になる。

橋
延髄

三叉神経（第Ⅴ脳神経）
橋から眼神経、上顎神経、下顎神経につながる。咀嚼筋を支配する運動神経も含まれる。

顔面神経（第Ⅶ脳神経）
顔面表情筋を支配する運動神経と、味覚を伝える感覚神経、涙腺、顎下腺、舌下腺を支配する副交感神経を含む。

舌咽神経（第Ⅸ脳神経）
中耳の感覚、舌根部と咽頭の感覚と味覚、咽頭の筋につながる。耳下腺の分泌を支配する副交感神経を含む。

舌下神経（第Ⅻ脳神経）
延髄の前外側溝から舌の内外の筋につながる。

脊髄神経のはたらき

■頭部以外のほぼ全身を支配する31対の神経

末梢神経のうち、脊髄とつながる神経を**脊髄神経**という。末梢神経を構成するもう一方の**脳神経**は、迷走神経以外は頭頸部に限局して分布しているため、頭頸部以外のほぼすべての部分を脊髄神経が支配し、筋肉を動かす指令を送ったり、感覚情報を脳に伝達するはたらきがある。

脊髄と脊髄神経をつなぐ部分を根といい、脊髄の前外側溝から出るものを**前根**、後外側溝から出るものを**後根**という。前根と後根が合流して脊髄神経となる（**図8-13**）。頸神経が8対、胸神経が12対、腰神経が5対、仙骨神経が5対、尾骨神経が1対の計31対からなる（→p.147、**図8-10**①）。

脊髄を取り囲んでいる椎骨は、p.147のように頸椎、胸椎、腰椎、仙椎、尾椎に区分される。脊髄神経は、上下に隣り合う椎骨の間の椎間孔から出てくる。

図8-13 脊髄と脊髄神経（胸神経）

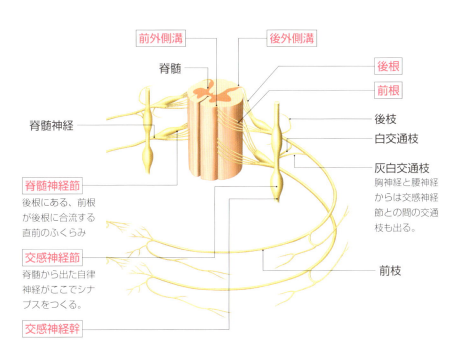

- 前外側溝
- 後外側溝
- 脊髄
- 後根
- 前根
- 脊髄神経
- 後枝
- 白交通枝
- 灰白交通枝
  胸神経と腰神経からは交感神経節との間の交通枝も出る。
- 脊髄神経節
  後根にある、前根が後根に合流する直前のふくらみ
- 交感神経節
  脊髄から出た自律神経がここでシナプスをつくる。
- 前枝
- 交感神経幹

自律神経のはたらき

■循環、呼吸、消化などをコントロール

　自律神経は、意志とは関係なくはたらく末梢神経で、互いに正反対の作用をする交感神経と副交感神経に分けられる。

　ほとんどの内臓器官は交感神経と副交感神経の両方に支配されており、これを二重支配という。たとえば、心臓の心拍数や心拍出量などは、交感神経によって亢進して副交感神経によって抑制される。一方、消化管や泌尿器などの機能は、副交感神経によって亢進して交感神経によって抑制される。

　交感神経と副交感神経の関係は、よく「アクセル」と「ブレーキ」にたとえられる。心臓でいうと、活発に活動を開始するときに、アクセルのように心拍数を上げるはたらきをするのが交感神経で、落ち着きたいときに、ブレーキをかけて心拍数を下げるはたらきをするのが副交感神経となる。

　これらのはたらきから、交感神経は「戦い（闘争・逃避）の神経」、副交感神経は「休息（摂食・生殖）の神経」ともいわれる。一方が機能しているときはもう一方は休んだ状態となり、どちらか一方だけが優位にはたらきすぎるともう一方の効果は低下してしまう。そのため、恒常性維持のためには、交感神経と副交感神経のバランスが重要となる。自律神経障害や自律神経失調とは、そのバランスが崩れた状態をいう。

●おもな交感神経と副交感神経のはたらきの関係

機能	交感神経が優位（アクセル）	副交感神経が優位（ブレーキ）
心拍数	増加する。	減少する。
呼吸	速くなる。	ゆっくりになる。
血圧	上昇する。	下降する。
瞳孔	拡大（散瞳）する。	収縮（縮瞳）する。
唾液	粘り気がある少量の唾液	サラサラした大量の唾液
胃腸・消化	抑制する。	促進する。
排尿（膀胱）	抑制する。	促進する。
生殖	子宮は収縮。陰茎は射精。	子宮は弛緩。陰茎は勃起。

■活発な活動時にはたらく交感神経

　交感神経系は、外界の変化に適応するために必要な神経で、体を活発に活動させるときにはたらき、内臓機能を抑制し、体を興奮状態にして運動器系の機能を向上させる。たとえば、酸素を十分に取り込めるように気管支は拡張し、活動に必要な臓器に十分な血液を送れるように血圧は上昇、活動にエネルギーを回せるように消化器などの内臓運動は抑制される（図8-14）。

　交感神経の神経節は脊椎の両側に並んでおり、ここでシナプスを介してニューロンが交代する。中枢神経から出るニューロンを節前ニューロンとよび、神経伝達物質のアセチルコリンが放出される。神経節から出るニューロンを節後ニューロンとよび、神経伝達物質のノルアドレナリンが放出され、これらが受容体に作用することで心身が活動的な状態となる。

図8-14 交感神経のはたらき

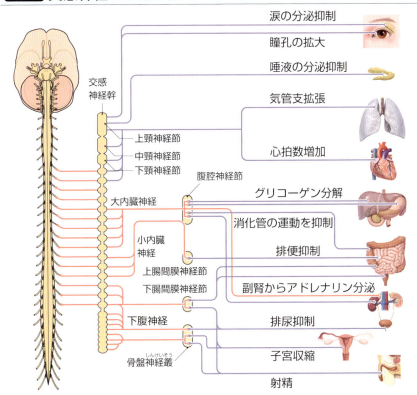

――― …アセチルコリンを放出する節前ニューロン
――― …ノルアドレナリンを放出する節後ニューロン

■心身を休めて回復を図る副交感神経

　副交感神経は生命の維持に欠かせない神経で、睡眠時、休息時などにはたらき、心拍数が減少して末梢血管は拡張し血流がよくなったり、消化管の運動を促進して消化を助けるなど、心身をリラックスさせ、活動時に受けたダメージを回復させる（図8-15）。

　副交感神経を優位にする場合には**アセチルコリン**という神経伝達物質が分泌され、受容体（**ムスカリン**受容体）に作用することでリラックスした状態をつくる。

　副交感神経は、**中脳**、**延髄**、**脊髄**の下部から出ており、分布する臓器の直前でシナプスを形成している。

図8-15　副交感神経のはたらき

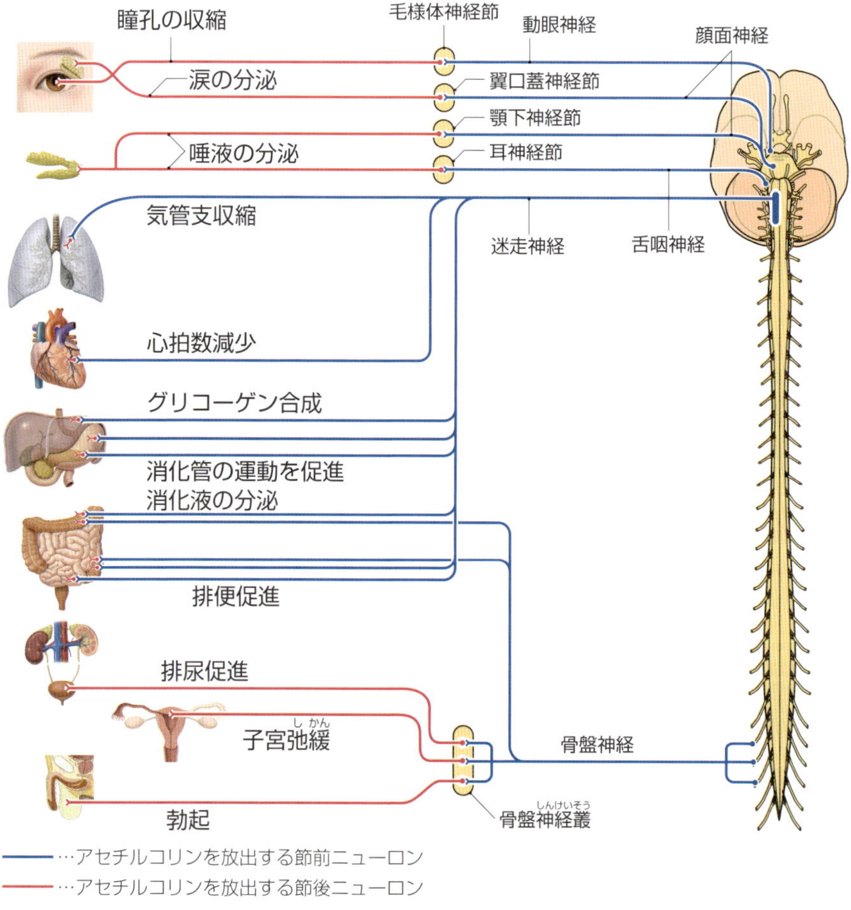

瞳孔の収縮
毛様体神経節
動眼神経
顔面神経
涙の分泌
翼口蓋神経節
顎下神経節
唾液の分泌
耳神経節
気管支収縮
迷走神経
舌咽神経
心拍数減少
グリコーゲン合成
消化管の運動を促進
消化液の分泌
排便促進
排尿促進
子宮弛緩
骨盤神経
勃起
骨盤神経叢

── …アセチルコリンを放出する節前ニューロン
── …アセチルコリンを放出する節後ニューロン

8章のまとめ

神経系の機能と分類
- 神経系は、脳と脊髄からなる中枢神経と、中枢神経と筋・感覚器官などの最終器官との間で神経の伝達を行う末梢神経に大きく分類される。
- 中枢神経は司令塔の役割を、末梢神経は実働部隊の役割を果たしている。
- 末梢神経は自律神経と体性神経に大きく分類され、さらに自律神経には交感神経と副交感神経があり、体性神経は感覚神経と運動神経がある。

ニューロンとシナプス
- 神経組織をつくる神経細胞の単位をニューロンといい、連結して全身にネットワークをつくり電気信号により興奮(刺激)の伝導を行う。
- 細胞膜に沿って流れる電位変化を活動電位という。
- ニューロンには細胞体から1本の長い軸索が伸び、先端に向かって活動電位が伝わっていく。軸索の末端の接合部はシナプスといい、次のニューロンの樹状突起や細胞体につながる。
- シナプスには、次のニューロンおよび筋組織との間にシナプス間隙といわれるすき間がある。シナプス間隙では、電気信号が化学物質の信号に変換されて次のニューロンの受容体に情報が伝達される。

興奮の伝導のしくみ
- ニューロンに興奮(刺激)が伝わると、軸索内がプラスに帯電して、細胞膜間の電位差によって電流が生じる。これを活動電位といい、興奮部位と隣接部の間で電気が流れ、次々に隣接部に興奮が伝播して軸索を進んでいくことを興奮の伝導という。
- 一度活動電位が生じると、不応期とよばれる刺激に反応しない状態となるため、逆方向に興奮が伝わることはない。
- 神経線維の軸索には、髄鞘(すいしょう)で覆われている有髄線維と、髄鞘がない無髄線維がある。有髄線維は、跳躍伝導をするので興奮が伝わる速度が速いという特徴がある。無髄線維では興奮の波が連続して伝わり、速度は有髄線維よりも遅くなる。

中枢神経の構成
- 中枢神経は脳と脊髄からなり、脳は覚醒、睡眠、呼吸、心拍の調節など、生命活動の基本的な部分を担い、眼や耳などの感覚器から入ってくる情報を統合し、体を動かしている筋に伝える役割をもつ。
- 脊髄は、皮膚での感覚情報を運動神経に迅速に伝え、すぐに体を動かす「反射」処理を行うはたらきがある。

大脳のはたらき
- 大脳の表面の**大脳皮質**では、言語、運動機能、視覚、思考、感情、理性など、ヒトとしての活動におけるあらゆる分野をコントロールしている。
- 運動機能を司る一次運動野が前頭葉の後端、皮膚の感覚を司る体性感覚野が頭頂葉の前端、というように大脳皮質の細胞体は機能ごとに特定の場所に配置されている。これを大脳皮質の**機能局在**という。
- 大脳下部の間脳は、**視床**、**視床下部**、**下垂体**に区分され、**視床**では感覚刺激情報の認識および伝達、**視床下部**では自律神経、体温、睡眠、性機能の調節、**下垂体**ではホルモンの分泌などのはたらきを担っている。

小脳と脳幹のはたらき
- **小脳**は、大脳からの運動指令をさらに調整して必要な部分に伝達したり、体のバランス感覚を保つはたらきがある。
- **脳幹**には生命活動を維持する機能が集中し、呼吸、心臓の活動、血圧調節などのはたらきをしている。

脊髄の構造
- 脊髄は、**頸髄**（けいずい）、**胸髄**、**腰髄**、**仙髄**の4ブロックに区分され、脊柱管の中を通って腰椎まで続き、中枢神経の一部を構成している。
- 脊髄には、脳からの指令を各組織に伝える**下行性**伝導路（**遠心路**）と、末梢神経からの情報を脳に送る**上行性**伝導路（**求心路**）がある。
- 脳に情報を伝達する前に脊髄が筋に興奮情報を送り、危険を回避する脊髄反射とよばれる機能も備わっている。

脳神経のはたらき
- 脳神経は脳と直接つながる**末梢神経**で、感覚情報を脳に伝える感覚神経、頭頸部の筋肉を動かす運動神経、自律神経の副交感神経が含まれる。

脊髄神経のはたらき
- 脊髄神経は脊髄とつながる**末梢神経**で、筋肉を動かす指令を送ったり、感覚情報を脳に伝達するなど、頭頸部以外のほぼすべての部分を支配している。

自律神経のはたらき
- 自律神経には、**交感神経**と**副交感神経**がある。
- **交感神経**は、体を活発に活動させるときにはたらき、内臓機能を抑制し、体を興奮状態にして運動器系の機能を向上させる。
- **副交感神経**は、心身をリラックスさせるときにはたらき、消化管の運動を促進して消化を助けるほか、活動時に受けたダメージを回復させる。

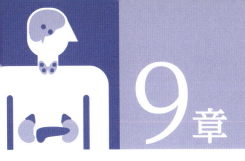

9章

体のはたらきを調節する(内分泌系)

- ホルモンのはたらき……………………………… 158
- 作用のしくみと分類……………………………… 160
- ホルモン分泌の調節……………………………… 162
  - コラム●概日リズム(サーカディアンリズム)…… 162
- 視床下部・下垂体ホルモン……………………… 164
- 甲状腺ホルモン…………………………………… 166
- 副甲状腺(上皮小体)ホルモン………………… 168
- 副腎皮質ホルモン………………………………… 169
- 副腎髄質ホルモン………………………………… 171
- 血糖を調節するホルモン………………………… 173
  - コラム●インスリンとグレリンの発見………… 173
- 性ホルモンのはたらき…………………………… 175
  - コラム●脳内性ステロイドホルモン…………… 175
- 男性ホルモンの作用……………………………… 176
- 女性ホルモンの作用……………………………… 177
- 9章のまとめ……………………………………… 179

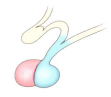

ホルモンのはたらき

■体内の恒常性維持のために重要な役割を担う

　体の各器官に情報を伝達するしくみには、**神経系**と**内分泌系**がある。**神経系**は、電気信号および神経伝達物質が神経細胞を伝わり、情報をすばやく送ることができる（→p.140）。

　これに対し、**内分泌系**は、内分泌器官（**図9-2**）から分泌される**ホルモン**が、血液により体内を循環して特定の臓器（**標的器官**）の**受容体**に作用して全身の臓器・組織に必要な情報を伝えるしくみである。

　神経系は、スピードが速い一方で長時間の伝達はできず、逆に**ホルモン**は、伝達時間は遅いものの、持続的に効果を発揮できるという特徴がある。

　ホルモンは、**図9-2**のように、各内分泌腺から分泌され、おもに体の各機能を正常に保つように調節する。ホルモンの分泌は、フィードバック調節系機能や概日リズムなどにより調整されている（→p.162-163）。

図9-1 ホルモンと神経による情報伝達

●ホルモンによる情報伝達

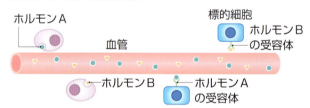

内分泌細胞から産出・分泌されたホルモンが血液で運ばれる。ホルモンAはAの受容体をもつ細胞だけに特異的に効果を現す。

●神経による情報伝達

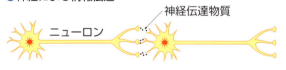

ニューロンの活動電位が軸索に伝わり、神経終末から神経伝達物質が放出される（→p.140）。

●神経内分泌による情報伝達

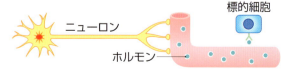

神経終末から分泌された物質が血管に入り、ホルモンとして標的細胞に届く。

図9-2 ホルモンの分泌器官

ホルモンを分泌する器官は大きく2種類に分けられる。1つは脳の下垂体や甲状腺、副甲状腺、副腎など、内分泌機能を専門とする器官である。
もう1つは膵臓のランゲルハンス島などのように、一部に内分泌細胞が存在するものである。

●は分泌されるホルモン

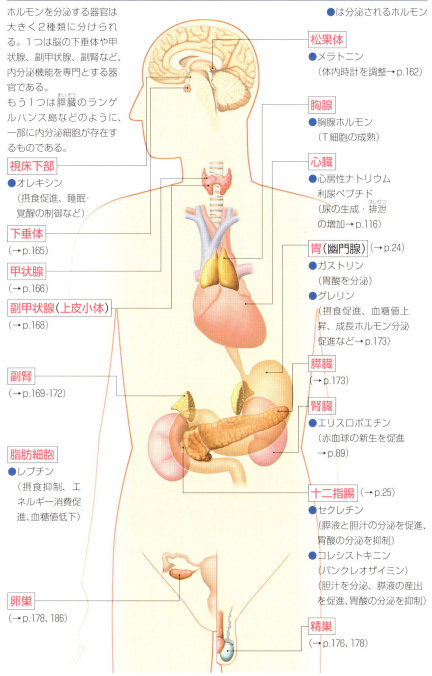

視床下部
- オレキシン
  （摂食促進、睡眠・覚醒の制御など）

下垂体
（→p.165）

甲状腺
（→p.166）

副甲状腺（上皮小体）
（→p.168）

副腎
（→p.169-172）

脂肪細胞
- レプチン
  （摂食抑制、エネルギー消費促進、血糖値低下）

卵巣
（→p.178、186）

松果体
- メラトニン
  （体内時計を調整→p.162）

胸腺
- 胸腺ホルモン
  （T細胞の成熟）

心臓
- 心房性ナトリウム利尿ペプチド
  （尿の生成・排泄の増加→p.116）

胃（幽門腺）（→p.24）
- ガストリン
  （胃酸を分泌）
- グレリン
  （摂食促進、血糖値上昇、成長ホルモン分泌促進など→p.173）

膵臓
（→p.173）

腎臓
- エリスロポエチン
  （赤血球の新生を促進→p.89）

十二指腸（→p.25）
- セクレチン
  （膵液と胆汁の分泌を促進、胃酸の分泌を抑制）
- コレシストキニン（パンクレオザイミン）
  （胆汁を分泌、膵液の産出を促進、胃酸の分泌を抑制）

精巣
（→p.176、178）

内分泌系

作用のしくみと分類

■ホルモンと受容体は特異的に結合する

血液中に放出されたホルモンが標的器官に到達すると、標的細胞の受容体と結合する。受容体には、細胞膜の表面にあるもの(細胞膜受容体)と細胞の核の内部にあるもの(核内受容体)がある。

細胞膜受容体にホルモンが結合すると、細胞内ではさまざまなシグナル伝達系が活性化して核へ伝わり、特定の遺伝子の発現が調節されて、生理作用が出現する(図9-3①)。核内受容体は細胞質でホルモンと結合し、核内に移行して遺伝子の発現が調節される(図9-3②)。

ホルモンはリガンド、受容体はレセプターともよばれ、標的器官の受容体は特定のホルモンと結合するしくみとなっている。これをホルモン作用の特異性という。

■化学的構造により3種類に分類

ホルモンは化学的構造によって、アミノ酸やたんぱく質からなるペプチドホルモン、コレステロールからつくられステロイド核という共通の構造をもつステロイドホルモン、アミノ酸から合成されるアミノ酸誘導体ホルモンに分類される。ペプチドホルモンはさらに、数十から数百のアミノ酸からなる単純たんぱくペプチドホルモンと、分子内に糖鎖を含む糖たんぱくホルモンに分けられる。

図9-3 ホルモンの性質

❶細胞膜受容体と結合するホルモン

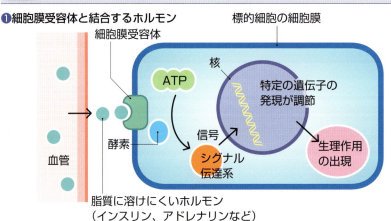

■ホルモンの性質と受容体の関係

　ステロイドホルモンや甲状腺ホルモンは脂質に溶けやすいため、細胞膜の脂質二重層構造（→p.216）を通過できる。ペプチドホルモンや、甲状腺ホルモン以外のアミノ酸誘導体ホルモンは分子が大きく、脂質に溶けにくいため、細胞膜を通過できない。そのようなホルモンは、細胞膜表面にある受容体と結合する。

●化学的構造によるホルモンの分類

分類		おもなホルモン
ペプチドホルモン	単純たんぱくペプチドホルモン	●下垂体前葉ホルモンのうち、成長ホルモン、プロラクチン、副腎皮質刺激ホルモン
		●下垂体後葉ホルモン（オキシトシン、バソプレシン →p.165）
	糖たんぱくホルモン	●下垂体前葉ホルモンのうち、甲状腺刺激ホルモン、卵胞刺激ホルモン、黄体形成ホルモン
		●血糖値調節ホルモン（インスリン、グルカゴンなど →p.173）
ステロイドホルモン	コレステロールからつくられるタイプ	●副腎皮質ホルモン（アルドステロン、糖質コルチコイド、電解質コルチコイドなど →p.169）
		●性ホルモン（エストロゲン、テストステロンなど →p.175）
アミノ酸誘導体ホルモン	アミノ酸（チロシンなど）から合成されるタイプ	●副腎髄質ホルモン（アドレナリン、ノルアドレナリン、ドーパミンなど →p.171）
		●甲状腺ホルモン（サイロキシン、カルシトニンなど →p.166）
		●副甲状腺（上皮小体）ホルモン（→p.168）

❷核内受容体と結合するホルモン

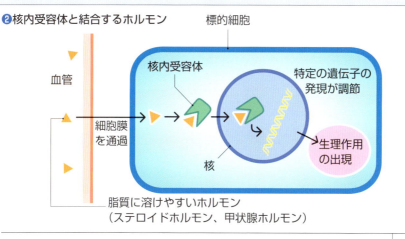

ホルモン分泌の調節

■階層的支配とフィードバック調節系機能が備わる

　ホルモンは生体の恒常性の維持や、行動・生存のために、標的器官の機能が低下した場合には分泌量が増え、機能が亢進した場合は減少するようにはたらく。ごく微量で作用するため血中濃度は非常に低く、分泌量が多すぎても少なすぎても障害が生じてしまう。そのため、ホルモンの分泌量および血中濃度は、一定の範囲に保たれるように調節される。

　たとえば、視床下部から分泌されるホルモンにより下垂体ホルモンの分泌が調節され、その下垂体ホルモンにより、そのほかのホルモン分泌が調節されるなど、階層的な支配によってさまざまなホルモンの分泌が調節されている（**図9-4**）。

　このようなホルモン分泌の調節機能を、**フィードバック調節系**という。フィードバック調節系には、**ネガティブ**フィードバック（負のフィードバック）と**ポジティブ**フィードバック（正のフィードバック）の2種類がある。
ネガティブフィードバック：ホルモン量が不足したときには機能を亢進させ、ホルモン量が過剰な場合は機能を抑制させる。
ポジティブフィードバック：出産や排卵など、女性の性周期にともなう性ホルモンの分泌で見られる。たとえば卵胞期（→p.177）の後半にエストロゲンの濃度が上昇すると、視床下部からの性腺刺激ホルモン放出ホルモンと、下垂体前葉からの性腺刺激ホルモンの分泌が刺激される。これにより排卵が起こる。

概日リズム（サーカディアンリズム）

　生物の生理活動には、睡眠・覚醒、それによる体温の上昇など、1日24時間を基調とする一定のリズムがある。このリズムを概日リズムあるいはサーカディアンリズムというが、ホルモンの分泌も大きくかかわっている。

　概日リズムを支配する、いわゆる体内時計機構は視床下部あるいは松果体にあり、とくに松果体で分泌されるメラトニンというホルモンには睡眠・覚醒リズムやホルモン分泌リズムの調整作用が備わっている。メラトニンは、光によって分泌が抑制され、日中には分泌量は少なく、夜間に十数倍に増加する日内変動が生じ、睡眠・覚醒のリズムを調整している。

■ホルモン量調節に重要なネガティブフィードバック

フィードバック調節系によるホルモン分泌量の調節は、ほとんどのホルモンが**ネガティブ**フィードバックにより行われている。ホルモン分泌が**過剰**のときには、ネガティブフィードバックの機能がはたらいてホルモンの分泌は**低下**し、ホルモン分泌が**不足**している場合には機能を弱めてホルモンの分泌が**高まる**というしくみである。

たとえば、下垂体前葉からの副腎皮質刺激ホルモン（ACTH）は、視床下部の**副腎皮質刺激ホルモン放出ホルモン**（CRH）によって分泌が促進される（図9-4①）。また、副腎皮質刺激ホルモンは**副腎皮質**に作用するが、**視床下部**のホルモン分泌を抑制するはたらきもある（図9-4②）。さらに、副腎皮質刺激ホルモンは副腎皮質から**コルチゾール**を分泌させて標的器官に作用を及ぼすが、コルチゾールには副腎皮質刺激ホルモンと副腎皮質刺激ホルモン放出ホルモンの両方の分泌を抑制するはたらきもある（図9-4③）。

このように、上位のホルモンと下位のホルモンが状況に応じてお互いに調節し合い、ホルモンの量を一定に保っている。

図9-4 ネガティブフィードバックの例

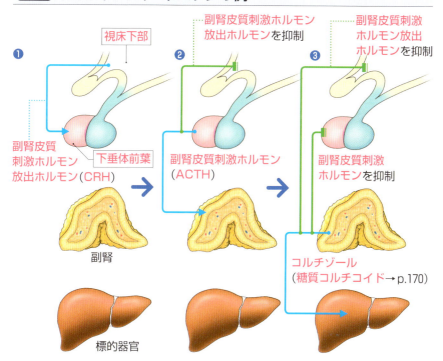

視床下部・下垂体ホルモン

■内分泌系は視床下部と下垂体により制御される

ホルモンの分泌の調節には、**視床下部**や**下垂体（脳下垂体）**といった中枢神経系が大きくかかわっている。

視床下部から分泌されるホルモンのうち、生理作用がわかっているのは以下の6種類である。いずれも**下垂体前葉**にはたらきかける。

①**副腎皮質刺激ホルモン放出ホルモン**（CRH）：副腎皮質刺激ホルモン（ACTH）の分泌を促進。

②**甲状腺刺激ホルモン放出ホルモン**（TRH）：甲状腺刺激ホルモン（TSH）とプロラクチン（→p.194）の分泌を促進。

③**成長ホルモン放出ホルモン**（GHRH）：成長ホルモン（GH）の分泌を促進。

④**ソマトスタチン**：成長ホルモンと甲状腺刺激ホルモンの分泌を**抑制**。

⑤**性腺刺激ホルモン放出ホルモン**（GnRH）：性腺刺激ホルモン（卵胞刺激ホルモンと黄体形成ホルモン）の分泌を促進。

⑥**プロラクチン抑制ホルモン**：プロラクチンの分泌を抑制。ドーパミンが代表的。

下垂体は、**前葉**、**中葉**、**後葉**からなり、下垂体前葉と中葉にはホルモンを分泌する細胞がある。下垂体後葉から放出されるホルモンは後葉でつくられるのではなく、視床下部で産出されたホルモンが軸索を経て**神経終末**から放出される。これを**神経内分泌**という（→p.158）。

視床下部や下垂体の異常によってホルモン分泌量が変化すると、さまざまな疾患の原因となる。たとえば、成長期の成長ホルモン分泌不全性低身長症（下垂体性小人症）、甲状腺刺激ホルモン分泌不全による甲状腺機能低下症（→p.167）などがある（過剰分泌による疾患は下の表参照）。

●視床下部・下垂体の異常によるおもな関連疾患

ホルモンの種類		過剰分泌による疾患・病態
下垂体前葉から分泌されるホルモン	副腎皮質刺激ホルモン	クッシング病（肥満が生じ、満月様顔貌や中心性肥満に）
	甲状腺刺激ホルモン	中枢性甲状腺機能亢進症（動悸、体重減少、イライラ感など）
	成長ホルモン	先端巨大症（手足や内臓、顔の一部分が肥大化）
	プロラクチン	プロラクチン産生下垂体腺腫（女性では無月経、乳汁分泌。男性ではインポテンツなど）

図9-5 下垂体から分泌されるホルモン

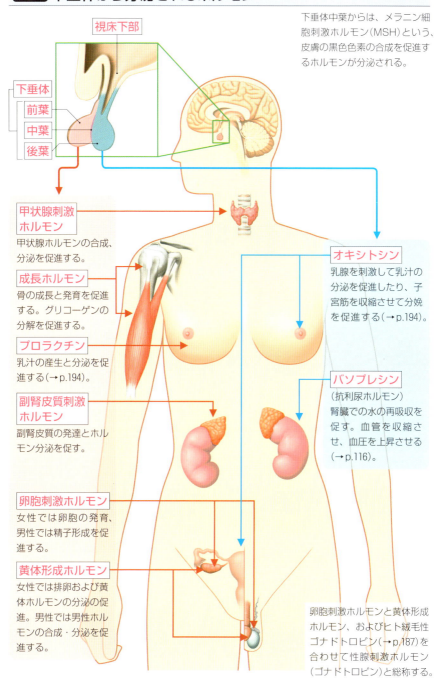

下垂体中葉からは、メラニン細胞刺激ホルモン（MSH）という、皮膚の黒色色素の合成を促進するホルモンが分泌される。

視床下部

下垂体
- 前葉
- 中葉
- 後葉

甲状腺刺激ホルモン
甲状腺ホルモンの合成、分泌を促進する。

成長ホルモン
骨の成長と発育を促進する。グリコーゲンの分解を促進する。

プロラクチン
乳汁の産生と分泌を促進する（→p.194）。

副腎皮質刺激ホルモン
副腎皮質の発達とホルモン分泌を促す。

卵胞刺激ホルモン
女性では卵胞の発育、男性では精子形成を促進する。

黄体形成ホルモン
女性では排卵および黄体ホルモンの分泌の促進。男性では男性ホルモンの合成・分泌を促進する。

オキシトシン
乳腺を刺激して乳汁の分泌を促進したり、子宮筋を収縮させて分娩を促進する（→p.194）。

バソプレシン
（抗利尿ホルモン）
腎臓での水の再吸収を促す。血管を収縮させ、血圧を上昇させる（→p.116）。

卵胞刺激ホルモンと黄体形成ホルモン、およびヒト絨毛性ゴナドトロピン（→p.187）を合わせて性腺刺激ホルモン（ゴナドトロピン）と総称する。

内分泌系

甲状腺ホルモン

■甲状腺ホルモンをつくるボールのような組織

　甲状腺は、**甲状腺ホルモン**や**カルシトニン**を分泌する内分泌器官である。喉頭隆起(のどぼとけ)の下のあたりに、チョウが羽を広げたような形状で気管を包むように位置している。臓器全体の中では小さいが、内分泌器官としては大きい。

　甲状腺は**濾胞**という小さな袋状の構造物が集まった器官である(図9-6)。濾胞の内部はたんぱく質を多く含む液体(コロイド)で満たされ、**濾胞腔**とよばれる。濾胞の表面は一層の**濾胞細胞**からなる。

　甲状腺ホルモンは、濾胞の中にあるサイログロブリンという糖たんぱくに**ヨウ素(ヨード)**が結合し、それがさらに縮合することで生成される。**ヨウ素**は体内で合成することができず、海藻類など**ヨウ素**を多く含む食品から摂取する必要がある。

■甲状腺ホルモンの種類はヨウ素の数で決まる

　甲状腺ホルモンには、**サイロキシン**(T4)と**トリヨードサイロニン**(T3)がある。サイロキシンには**ヨウ素**が**4**つ、トリヨードサイロニンにはヨウ素が**3**つ結合している。甲状腺ではおもに**サイロキシン**を産出しており、トリヨードサイロニンの産出は少ない。トリヨードサイロニンは肝臓や腎臓などで、脱ヨード化酵素によってサイロキシンから変換されて生成された活性型が多く、サイロキシンよりも4～5倍活性が高い。

図9-6 甲状腺の位置と構造

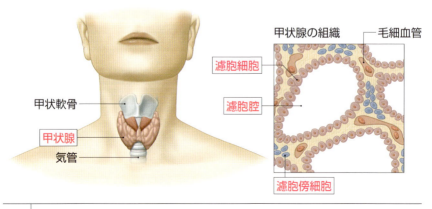

■細胞の代謝や成長に欠かせない

　甲状腺ホルモンはほぼ全身の臓器や組織に作用し、**基礎代謝**を促進させる。細胞の代謝が向上するため**熱産出**が促され、糖の代謝（**グリコーゲン**の分解、**糖新生**など）や脂質の代謝（**脂肪酸**合成、血中コレステロールの取り込み）が亢進する。また、成長期には**成長ホルモン**の合成を促進し、骨や骨格筋をはじめ、さまざまな臓器の成熟を調節する。

　甲状腺ホルモンの分泌は、下垂体からの**甲状腺刺激ホルモン**（TSH）によって促進される。**甲状腺刺激ホルモン**は、視床下部からの**甲状腺刺激ホルモン放出ホルモン**（TRH）によって分泌を促されるが、逆に血中の甲状腺ホルモン濃度が上昇すると分泌が抑制される（ネガティブフィードバック→p.162）。**甲状腺刺激ホルモン**の分泌には日内変動があり、**夜間**に多く分泌される。また、新生児や乳児では、**寒冷刺激**を受けると甲状腺刺激ホルモン放出ホルモンの合成が促進される。

　バセドウ病などにより甲状腺ホルモンの分泌が異常に高まる場合は、甲状腺機能亢進症を引き起こす。

■血中カルシウム濃度を調節するカルシトニン

　血中カルシウム濃度が上昇すると、濾胞の周囲にある**濾胞傍細胞**から、**カルシトニン**が分泌される。

　カルシトニンは破骨細胞（→p.130）のはたらきを抑制するとともに、カルシウムの骨への**吸収**を促進する。また、腎臓に作用して尿中へのカルシウムイオン排泄量を**増加**させ、血中カルシウム濃度を下げる。

●甲状腺機能亢進症と甲状腺機能低下症

甲状腺機能異常の原因		おもな症状
甲状腺機能亢進症	バセドウ病	体重減少、動悸、頻脈、暑がり、多汗、眼球の突出、手のふるえ、筋力低下、易疲労感、不眠、イライラ、焦燥感、下痢、無月経、月経不順など
	甲状腺炎	
	プランマー病	
	甲状腺刺激ホルモン・甲状腺刺激ホルモン様物質産生腫瘍	
甲状腺機能低下症	橋本病（慢性甲状腺炎）	活動性の低下、倦怠感、記憶力の低下、低体温、皮膚の乾燥、むくみ、脱毛、体重増加、便秘、無月経など
	甲状腺の治療（手術後）	
	甲状腺ホルモン合成障害	

内分泌系

副甲状腺（上皮小体）ホルモン

■血中カルシウム濃度を高めて調節する

　甲状腺の背面にある米粒大の黄褐色の臓器を副甲状腺という。通常、左右上下に2対、計4個、甲状腺に付着している。副甲状腺とはいうが、甲状腺とは別の臓器であり、上皮小体ともよばれる。

　副甲状腺はパラソルモンというホルモンを分泌している。パラソルモンは、骨、腎臓、小腸に作用して血中カルシウム濃度を上昇させるはたらきをもつ。血中カルシウム濃度が低下すると、骨の代謝を亢進させて骨のカルシウムを血液中に放出し、腎臓でのカルシウムの再吸収を促進することで、血中カルシウム濃度を高める。

　また、食事から摂取したビタミンDを活性化させる作用により、小腸でのカルシウムの吸収を高める効果もある（図9-7）。

　一方、カルシウムにも副甲状腺ホルモンの分泌を調節する作用がある。血中カルシウム濃度が低下すると副甲状腺ホルモンの分泌を促進し、カルシウム濃度が高まると分泌を抑えるようにはたらく。この相互作用によって、血中カルシウム濃度は一定に保たれている。

　副甲状腺の機能に異常が生じると、副甲状腺機能亢進症や副甲状腺機能低下症につながり、カルシウムの代謝が正常に行えなくなってしまう。

図9-7 副甲状腺ホルモンの位置と作用

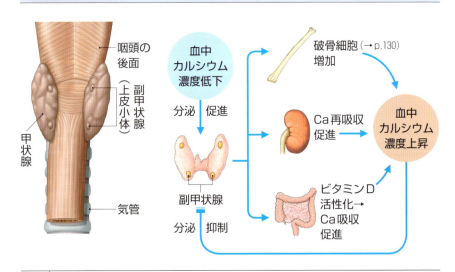

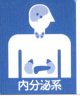

副腎皮質ホルモン

■重要な3種類のホルモンを分泌する副腎皮質

副腎は、左右の腎臓の上にかぶさるように位置している、三角形をした内分泌器官である。外側の**副腎皮質**と内側の**副腎髄質**（→p.171）に分けられ、さらに副腎皮質は**球状帯**、**束状帯**、**網状帯**の3層構造になっており（図9-8）、それぞれの層でステロイド型ホルモンがつくられる。

球状帯から分泌されるのは**電解質コルチコイド**というホルモンで、**アルドステロン**が代表的である。腎臓の尿細管に作用し、**ナトリウムイオン**の再吸収と**カリウムイオン**の排泄を促進し、体液量、血流量、血圧を一定に保つ。**電解質コルチコイド**の分泌および産生は、下垂体の副腎皮質刺激ホルモンではなく、**アンギオテンシンⅡ**というホルモンによって調節されている（→p.117）。

束状帯では、**糖質コルチコイド（グルココルチコイド）**が分泌される（糖質コルチコイドの作用は次ページ参照）。

網状帯では、**副腎性アンドロゲン**という性ホルモンが分泌される（→p.175）。末梢でテストステロンに変換され、男性ホルモンの作用をもつ。**糖質コルチコイド**と**副腎性アンドロゲン**は、副腎皮質刺激ホルモンによって分泌が促進される。とくにストレスがかかると、速やかに分泌が増加する。

図9-8 副腎の構造と分泌されるホルモン

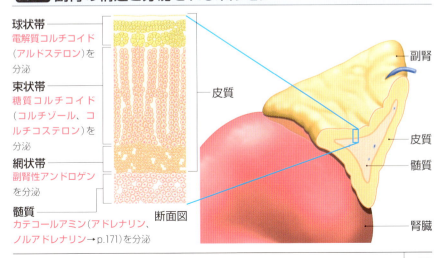

■糖質コルチコイドの作用

　糖質コルチコイドは、**コルチゾール**が代表的である。標的細胞の内部に入り、核にはたらきかけて、たんぱく質の合成などを調節する。おもな作用には以下のようなものがある。

糖新生（→p.32）の促進：筋細胞など肝細胞以外の細胞に対し、アミノ酸やグルコースの取り込みを抑制する。脂肪組織ではグルコースの取り込みを抑制し、中性脂肪を分解して、脂肪酸とグリセロールを血中に送り出す。肝臓では**アミノ酸**や**グリセロール**をもとに**グルコース**を合成する（図9-9）。

抗炎症作用、免疫抑制：細胞内小器官のリソソーム（→p.215）の膜を安定させることでたんぱく質分解酵素の遊出を抑制したり、マスト細胞（→p.210）からの**ヒスタミン**放出を抑制したりすることで、炎症反応を抑える。同時に**好中球**や**リンパ球**（→p.98）も抑制するため、関節リウマチなど自己免疫疾患の症状を改善するために薬物としても用いられる。

許容作用：カテコールアミン（→p.171）やインスリン、グルカゴン（→p.31、173）の作用を増強する。

骨の増殖を抑制：骨芽細胞（→p.130）の増殖を抑えて骨の**融解**を促進する。腸管からの**カルシウムイオン**の吸収を抑制する。

　そのほか、嗅覚や味覚にも影響を与え、不足すると感覚が過敏になる。

図9-9 糖質コルチコイドによる糖新生の促進

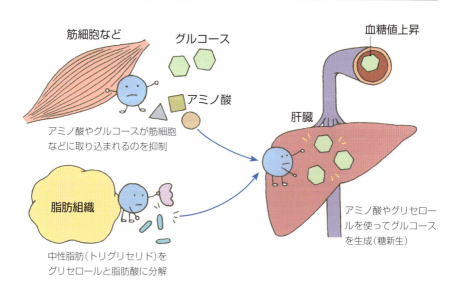

副腎髄質ホルモン

■ストレスに対抗するために体を活動的にする

　副腎髄質ホルモンはカテコールアミンともよばれる。アドレナリン、ノルアドレナリン、ドーパミンの3種類があり、アミノ酸の一種のチロシンから、ドーパミン→ノルアドレナリン→アドレナリンの順に変換、合成されていく。

　副腎髄質ホルモンは、自律神経の交感神経系（→p.153）とつながりが強く、交感神経系に支配されるすべての組織を標的器官とし、交感神経系の作用を促進している。アドレナリンおよびノルアドレナリンは、緊張、不安などの精神的ストレス、痛み、暑さ、寒さなどの肉体的ストレスがかかったときに、交感神経が緊張して刺激を受け、心拍数や呼吸数、血糖値などを上げてストレスに対抗するために分泌される（図9-10）。

　アドレナリンおよびノルアドレナリンは、副腎髄質ホルモンであるだけでなく、神経系にはたらく神経伝達物質としての作用もある。

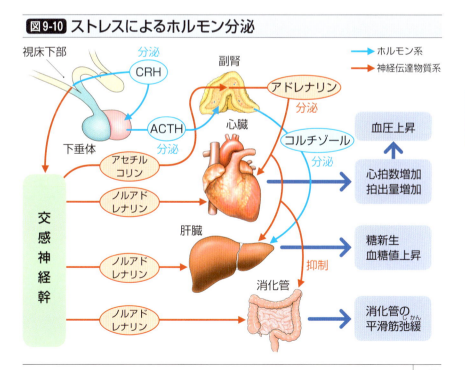

図9-10 ストレスによるホルモン分泌

■α受容体とβ受容体によるさまざまな防御反応

　ストレスを感じると、まずアドレナリンが放出され、さらにストレスがかかるとノルアドレナリンが放出され、これらが標的器官の細胞膜受容体に結合して作用する。

　アドレナリンおよびノルアドレナリンの受容体には、α受容体（α1とα2の2タイプ）とβ受容体（β1、β2、β3の3タイプ）がある。それぞれの受容体で作用が異なるが、アドレナリンはβ受容体に親和性があるため、おもにβ受容体に結合し、ノルアドレナリンはα受容体に親和性があるため、おもにα受容体に結合する。

　α受容体は、イノシトール三リン酸、ジアシルグリセロールという情報伝達物質の生成を促進して、血管を収縮して血圧を上昇させたり、消化管に作用して一時的に消化管運動の抑制などを起こす。β受容体は、サイクリックアデノシン一リン酸（cAMP）を放出しておもに心臓や気道に作用し、心筋収縮による心拍数や心拍出量の増加、気管支拡張、そしてグリコーゲンの分解促進によるエネルギー産生などを起こす。

　状況に応じてこれらの作用によりストレスに対抗するが、アドレナリンは交感神経の神経伝達物質としてのはたらきもあることから、ストレス状況が長期間続くと自律神経のはたらきにも悪影響が及ぶようになる。

●アドレナリン受容体の種類と作用

ホルモンの構造	受容体の種類		存在する部位	作用
ノルアドレナリン	α受容体 ノルアドレナリンが強く作用	α1受容体	血管・腸などの平滑筋、膀胱括約筋	血管収縮→血圧上昇、グリコーゲン分解→血糖値上昇
		α2受容体	ニューロンの神経終末、血管の平滑筋、膵臓のB細胞	血管収縮→血圧上昇、インスリン分泌抑制→血糖値上昇
アドレナリン	β受容体 アドレナリンが強く作用	β1受容体	心臓、腎臓	心拍数・心拍出量増加、レニン（→p.117）分泌促進
		β2受容体	血管、気管支、肝臓など	冠動脈・骨格筋血管・気管支など拡張、グリコーゲン分解促進
		β3受容体	脂肪組織など	脂肪組織の脂肪分解促進

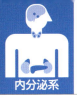

血糖を調節するホルモン

■膵臓のホルモンによって血糖値が調節される

　膵臓は、アミラーゼなどの消化酵素を分泌する外分泌腺が約9割を占めるが、そのほかの機能として、ランゲルハンス島(→p.31)という内分泌腺により、血糖値調節に欠かせないホルモンが分泌されている。

　ランゲルハンス島のA(α)細胞からは、空腹時など低血糖のときに、肝臓でのグリコーゲン分解を促進して血糖値を上げるはたらきをするグルカゴンが分泌される。B(β)細胞から分泌されるインスリンは、血糖値を低下させるホルモンで、食後など血糖値が上がったときに分泌される(→p.174、図9-11)。D(δ)細胞から分泌されるソマトスタチンは、このグルカゴンとインスリンの分泌の調整役となる。

　また、小腸から分泌されるインクレチンという消化管ホルモンも、高血糖時にのみインスリンの分泌を促進し、血糖値を下げる作用がある。

インスリンとグレリンの発見

　1869年、ドイツのランゲルハンスにより、膵臓の特殊な細胞(ランゲルハンス島)が発見された。これがきっかけで、糖の消費にかかわる膵臓の内分泌物質について研究が続けられた。

　1921年、カナダ・トロント大学のマクラウド研究室で、バンティングとベストがインスリンを抽出することに成功した。糖尿病のイヌにインスリンを注射して血糖値を下げる効果が確認され、翌1922年には糖尿病の14歳の少年にインスリンを注射し、生命の危機から奇跡的に回復したことで人体への効果が証明された。この成果により、1923年にマクラウドとバンティングがノーベル医学・生理学賞を受賞し、同年にインスリン製剤が発売され、糖尿病は治療可能な病気になった。

　そのインスリンの発見から80年ほど経過した1999年、国立循環器病センターの児島・寒川らにより、胃で産生され、成長ホルモンの分泌を促進したり食欲を増進させる作用をもつホルモンが発見された。このホルモンはグレリンとよばれ、胃が消化機能だけでなく、ホルモンの分泌調節にもかかわっていることが明らかになった。さらに自治医科大学医学部の矢田教授らの研究により、グレリンにインスリンの分泌を抑制する作用があることも判明し、今後の研究や臨床への応用が期待されている。

図9-11 血糖調節のしくみ

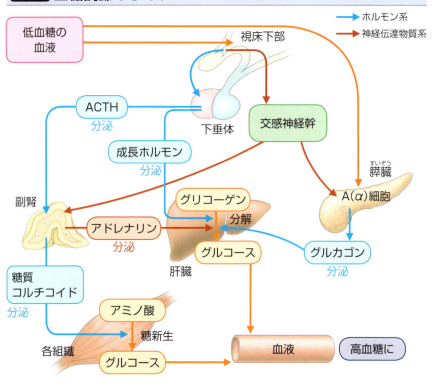
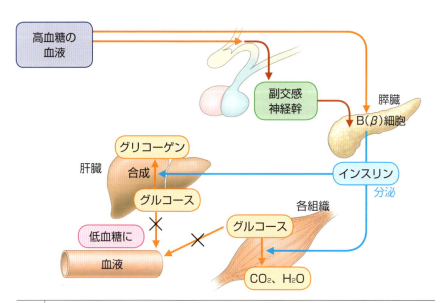

性ホルモンのはたらき

■男性と女性で異なるはたらきの性ホルモン

　性ホルモンは、性徴・第二次性徴の発現、生殖器の発育といった性的な成長の調節や、**精子**または**卵胞**の成熟、**妊娠**の成立・維持などに作用するホルモンをいう。

　性ホルモンの分泌を制御するのは、視床下部からの**性腺刺激ホルモン放出ホルモン**や、下垂体からの**性腺刺激ホルモン**（卵胞刺激ホルモンと黄体形成ホルモン）である。

　男性の場合、性腺刺激ホルモンの標的器官は**精巣**で、**アンドロゲン**（→p.176）が分泌される。アンドロゲンの主要なものがテストステロンである。

　女性の標的器官は**卵巣**で、卵胞ホルモンの**エストロゲン**と黄体ホルモンの**プロゲステロン**などが分泌される（→p.177）。

　なお、副腎皮質でも少量の男性ホルモンが産生されている（→p.169）。

脳内性ステロイドホルモン

　性ホルモンや副腎皮質ホルモンは脂溶性のステロイドホルモンで、精巣や卵巣、副腎皮質で産生されている。

　これまで、ほぼ脂質で構成される脳内では、脂溶性のステロイドホルモンは産生されず、精巣や卵巣、副腎皮質で産生されたものが脳に運ばれ作用を及ぼしていると考えられてきた。ところが、近年の研究で、脳内の各所でステロイドホルモンが産生され、記憶学習の強化や抑制や行動などに作用していることが、明らかになった。

　この脳で合成されるステロイドホルモンは、精巣や卵巣、副腎皮質などで合成されるステロイドホルモンとは区別し、脳ニューロステロイドとよばれている。現在、この脳ニューロステロイドについて、詳細なメカニズムの解明が進んでいる。女性ホルモンの補充によりアルツハイマー型認知症が改善するという報告や、ヒトを含む動物の精神活動に作用することが示されてきていることから、アルツハイマー病やうつ病などの治療への応用、記憶の解明、記憶学習能力の向上などにつながることが期待されている。

男性ホルモンの作用

■男性らしい体をつくるアンドロゲン

男性ホルモンは**アンドロゲン**とも総称される。

分泌量が多く、作用も強い男性ホルモンの代表といえるのが、**テストステロン**である。**テストステロン**は、原料であるコレステロールにさまざまな酵素がはたらいて、精巣で合成・分泌される。また、テストステロンの一部は酵素のはたらきによって**ジヒドロテストステロン**という、より効果の強いアンドロゲンに変化する。

テストステロンには、男性性器の発育と機能の維持の作用がある。胎児期には、**精原細胞**を形成して女性的特徴を排除し、思春期にはテストステロンが急激に増えることにより、性器の成熟、声帯の男性化、筋肉・骨格の発達、体毛・恥毛・ひげの発生など、**第二次性徴**が起こる。さらに、テストステロンが精巣の**曲精細管**内のセルトリ細胞に作用して精子の産生が行われるようになると精通が起こり、生殖能力が生まれる(図9-12)。

ジヒドロテストステロンは、男性の性器を形成し、男性らしい発毛のために不可欠なホルモンだが、一方で、加齢によりテストステロンの分泌が低下してジヒドロテストステロンの割合が高くなると、脱毛を促進し、男性型脱毛症の最大の原因といわれている。骨格筋を発達させることから、筋肉量増強を目的としたいわゆるドーピングの禁止対象物質となっている。

テストステロンは副腎でも合成・分泌されるため、女性でもアンドロゲンはあるが、少量で効果も弱い。

図9-12 精巣の曲精細管の構造

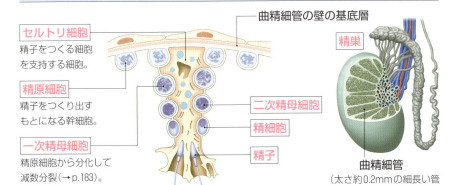

女性ホルモンの作用

■女性らしい体をつくり妊娠の準備・維持に作用

　女性ホルモンは、**エストロゲン**と**プロゲステロン**という２種類のホルモンからなる。**エストロゲン**は、排卵前に分泌され、卵胞の成長を促進する作用があることから**卵胞ホルモン**ともいわれる。一方の**プロゲステロン**は、排卵後に**黄体**(→p.187)から分泌されるため、**黄体ホルモン**ともよばれる。

　エストロゲンは、思春期以降の第二次性徴を促進し、乳房を大きくしてウエストを引き締めるなど、女性らしい体をつくるホルモンである。さらに、卵胞が育つ**卵胞期**に多く分泌され、子宮に作用して子宮の内膜を厚くし、受精卵が子宮内膜に着床しやすいように妊娠を準備するはたらきがある。エストロゲンが多く分泌される時期は、基礎体温は低温相となる。

　プロゲステロンは、**排卵後**から**黄体期**にかけての月経前に分泌され、子宮内膜に受精卵が着床しやすいように整えるはたらきがある。子宮内膜腺の分泌を促進して子宮内膜を厚くし、子宮平滑筋の動きを抑制する作用により、受精卵が子宮内膜に着床しやすい状態を保ち、妊娠後は妊娠を維持するようにはたらく。エストロゲンとは逆に、プロゲステロンが多く分泌される黄体期には、基礎体温は高温相となる。

　受精しなかった場合は、子宮内膜は維持できずに経血となり、子宮外へ排出され、**月経**が起こる（図9-13）。

図9-13 女性ホルモンと性周期

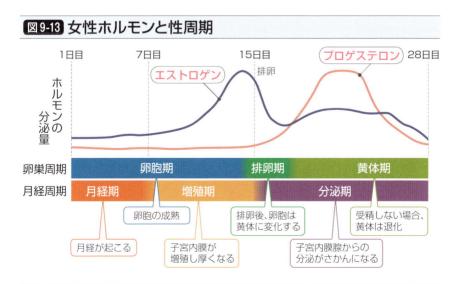

図9-14 性ホルモンの作用

❶視床下部－下垂体－精巣

テストステロンは視床下部と下垂体前葉に作用し、性腺刺激ホルモン放出ホルモン、卵胞刺激ホルモン、黄体形成ホルモンの分泌を抑制する(ネガティブフィードバック)。

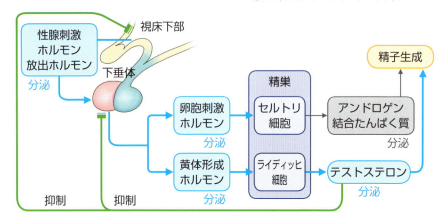

❷視床下部－下垂体－卵巣

プロゲステロンは視床下部と下垂体前葉に作用し、性腺刺激ホルモン放出ホルモン、卵胞刺激ホルモン、黄体形成ホルモンの分泌を抑制する。エストロゲンも通常は視床下部と下垂体前葉にネガティブフィードバック作用を及ぼすが、卵胞期の後半にはポジティブフィードバック作用を起こす(→p.162)。

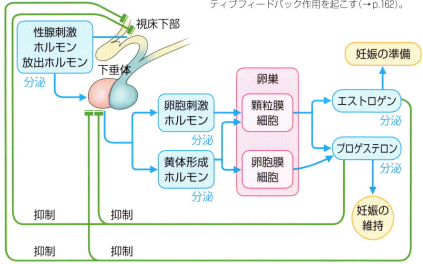

9章のまとめ

ホルモンのはたらき
- 体の各部分に情報を伝達し、機能を正常に保つよう調節するしくみには、**内分泌系**と**外分泌系**がある。内分泌系では、**ホルモン**が血液中に放出され、特定の臓器（**標的器官**）の受容体に特異的に作用する。
- 神経系は伝達スピードは**速い**が長時間続かないのに対し、ホルモンは伝達に時間がかかる代わりに**持続的**に作用するという特徴がある。

作用のしくみと分類
- ホルモンは化学的構造により、ペプチドホルモン、ステロイドホルモン、アミノ酸誘導体ホルモンに分類される。
- ステロイドホルモンや甲状腺ホルモンは**脂質**に溶けやすいため、細胞膜を通過し、**核内受容体**と結合。すると遺伝子の発現が調整される。
- 分子が大きく脂質に溶けにくいホルモンは、**細胞膜受容体**と結合。すると細胞内でシグナル伝達系が活性化して核へ伝わり、遺伝子の発現が調整される。
- ホルモンは**リガンド**、受容体は**レセプター**ともよばれる。

ホルモン分泌の調節
- ホルモンの分泌量および血中濃度は、一定の範囲に保たれるように調節される機能が備わっている。
- ホルモンは、上位のホルモンが下位のホルモンの分泌を促すなど、階層的な支配によって調節されている。下位ホルモンの状態に応じて上位ホルモンの分泌が調整されるなど、状況に応じてお互いに調節し合う機能を**フィードバック調節系**という。
- フィードバック調節系には、**ネガティブフィードバック**と**ポジティブフィードバック**の2種類がある。
- ホルモン分泌が過剰のときには低下させ、ホルモン分泌が不足しているときには分泌を高めるのが**ネガティブフィードバック**で、ほとんどのホルモンが**ネガティブフィードバック**により行われている。
- ホルモン量を増加させる作用がはたらいたときに、その作用をさらに高めるのが**ポジティブフィードバック**で、一部で行われる。

視床下部・下垂体ホルモン
- **視床下部**および**下垂体**から分泌されるホルモンは、各ホルモンの分泌を調節する。視床下部ホルモンは下垂体ホルモンの分泌を促し、下垂体ホルモンによる刺激を受けた各内分泌腺から、各ホルモンが分泌される。

甲状腺ホルモン
- 甲状腺の濾胞からは甲状腺ホルモン（サイロキシン、トリヨードサイロニン）が、濾胞傍細胞からはカルシトニンが分泌される。
- おもに炭水化物、たんぱく質、脂肪の代謝およびエネルギーの産生を促進し、新陳代謝を活発にするほか、胎児、幼児の発育にも影響を及ぼす。

副甲状腺（上皮小体）ホルモン
- 副甲状腺は上皮小体ともよばれ、パラソルモンというホルモンを分泌している。パラソルモンは、血中カルシウム濃度を上昇させたり、小腸でのカルシウムの吸収を高めるはたらきがある。

副腎皮質ホルモン
- 副腎皮質の球状帯では、体液のイオンバランスを調節する電解質コルチコイド（アルドステロン）というホルモンが産生される。
- 束状帯から分泌される糖質コルチコイドは、肝臓での糖新生を促進して血糖を上昇させるはたらきをする。
- 最深部の網状帯では、性ホルモンの副腎性アンドロゲンが分泌される。

副腎髄質ホルモン
- 副腎髄質ホルモンには、アドレナリン、ノルアドレナリン、ドーパミンの3種類があり、交感神経系に支配されるすべての組織を標的器官とし、交感神経系の作用を促進して生理作用を調節している。

血糖を調節するホルモン
- 膵臓のランゲルハンス島という内分泌腺では、グルカゴン、インスリン、ソマトスタチンという血糖調節に欠かせないホルモンを分泌している。
- 小腸から分泌される消化管ホルモンのインクレチンは、高血糖時にインスリンの分泌を促進し、血糖値を下げる作用がある。

性ホルモンのはたらき
- 性ホルモンは性徴・第二次性徴の発現、生殖器の発育や、精子または卵胞の成熟、妊娠の成立・維持などに作用する。

男性ホルモンの作用
- 男性ホルモンにはテストステロン、ジヒドロテストステロンなどがあり、筋肉・骨格の発達、体毛・恥毛・ひげの発生、男性性器の発育と機能の維持など、男性らしい心身をつくる作用を及ぼす。

女性ホルモンの作用
- おもに思春期以降の第二次性徴を促進し女性らしい体をつくる作用を持つエストロゲンと、子宮内膜に受精卵が着床しやすいように整え、妊娠後はそれを維持する作用をもつプロゲステロンの2種類がある。

10章

子孫を残す（生殖器系）

- 精子と卵子の形成 …………………………… 182
  - コラム●妊娠中は気をつけて！ ………………… 183
- 精子生成と射精のしくみ …………………… 184
- 排卵と受精 …………………………………… 186
  - コラム●避妊法 ……………………………… 186
- 胎児の成長 …………………………………… 188
  - コラム●肺サーファクタント ………………… 189
- 胎盤の構造と胎児循環 ……………………… 190
  - コラム●子宮の出口を塞ぐ、前置胎盤 ……… 191
- 妊娠時の母体の変化 ………………………… 192
  - コラム●性ホルモンの作用期間と乳がんの関係 … 193
- 出産・授乳時のホルモン作用 ……………… 194
- 10章のまとめ ………………………………… 195

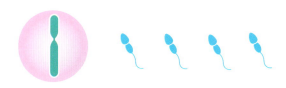

精子と卵子の形成

生殖器系

■DNAを両親から受け継ぐということ

　ヒトは、22対44本の**常染色体**と、1対2本の**性染色体**、合計**46**本の染色体（→p.215）をもって生まれてくる。これは、父親から23本、母親から23本の染色体を受け継いだ結果である（図10-1）。

　常染色体は大きい順に1～22まで番号がふられており、父親からのものでも母親からのものでも、同じ番号の染色体は同じ染色体とみなされる。この染色体どうしを相同染色体という。**性染色体**はXが女性、Yが男性で、対の組み合わせは女性ならXX、男性ならXYとなる。

■減らした結果、染色体の数は同じになる

　ヒトの体内では日々細胞分裂が行われており、その機序は染色体をいったん2倍に増やし、46本の染色体をもつ細胞を2つつくるというものである。これに対して生殖細胞は、細胞を2倍に増やした後、2回の分裂により染色体数を半分にする。これが**減数分裂**である。

　減数分裂は両親の体内で（女性は胎児期、男性は思春期に）行われている。卵子は**卵原細胞**、精子は**精原細胞**から始まる。ともに染色体は46本あり、第一減数分裂により染色体が半分ずつに分かれた23本の細胞が2つできる。そして、第二減数分裂ではDNA量は変わらないが染色体数が半分になった細胞が2つずつできる。ここまでで1つの細胞から4つの細胞がつくられたが、結果として卵子は1つを残して残り3つは消失し、精細胞は4つの細胞から4つの精子をつくる（図10-2）。

　減数分裂の際に両親の遺伝子をどう受け継ぐかは偶然であり、受精の際にも精子と卵子の間で遺伝子の組み換えが起こるため、最終的には、子の遺伝子は親とは異なるものとなる。

図10-1 ヒトの染色体

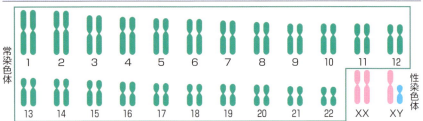

図10-2 生殖細胞の減数分裂

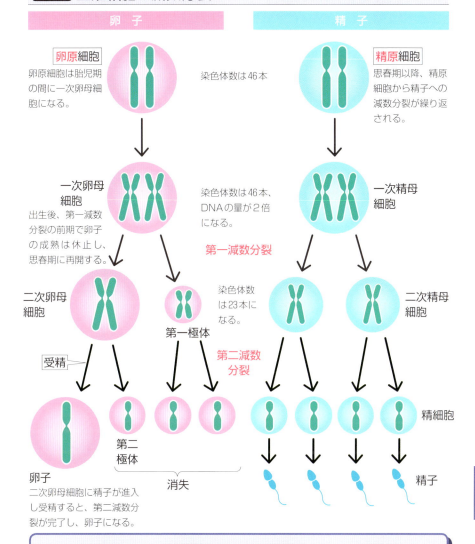

妊娠中は気をつけて！

胚子や胎児の器官が形成されつつある時期（→p.188）に、母親がアルコールやタバコ、薬物（抗がん剤、抗痙攣薬）、内分泌撹乱物質などを摂取すると、先天異常や発育遅延が発生するリスクが高くなる。

じつは、母親の胎内にいるのが女児の場合、影響はその子だけではなく孫にも及ぶかもしれない。卵子の減数分裂は、本人が胎児のときから始まっているためだ。

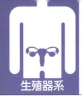

精子生成と射精のしくみ

■精子は毎日つくり続けられる

思春期以降の男性は、男性ホルモン（テストステロン）のはたらきにともない、陰嚢内の精巣で精子（図10-3）がつくられるようになる。

一般的な男性の場合、1日に約3000万の精子がつくられている。1回の射精で放出される精液量は2〜3mLで、精子量はそのうちの10%ほど。その中に2億以上の精子が含まれている。

精巣でつくられた精子は、まだ運動性のない未熟な状態のまま、成熟しながら精巣上体で保存される。精巣上体がいっぱいになっても精子は毎日つくり続けられるため、古いものから順に分解されて、体内に吸収される。

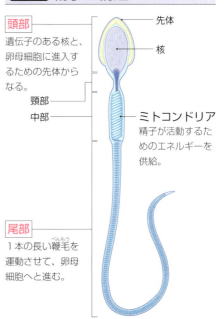

図10-3 精子の構造

頭部
遺伝子のある核と、卵母細胞に進入するための先体からなる。

先体
核
頸部
中部
ミトコンドリア
精子が活動するためのエネルギーを供給。

尾部
1本の長い鞭毛を運動させて、卵母細胞へと進む。

■性的興奮により精液がつくられ、外括約筋の弛緩により射精

精子が含まれる精液を射出することを、射精という。射精のメカニズムは以下のとおりである。

まず、性的興奮が起こると、その刺激が仙髄にある勃起中枢から骨盤神経（→p.154）へ伝わり、海綿体の神経に届く。すると海綿体内で一酸化窒素が増え、それが血管や筋肉に取り込まれるとサイクリックGMP（cGMP）という細胞内情報伝達物質が産生され、血管の平滑筋が弛緩する。これにより海綿体に血液が流入し、陰茎が硬直する。これが勃起である。男性勃起機能障害（インポテンス：ED）の改善薬として知られるバイアグラは、cGMPを分解する酵素を抑制することでcGMP濃度を維持し、勃起を助ける。

海綿体には、勃起時に陰茎を支える陰茎海綿体と、尿道が中を通過している尿道海綿体がある。尿道海綿体は尿道が圧力で押されて閉塞しないよう、尿道を守るはたらきをする。海綿体に流れ込んだ血液は、静脈から流出しないように止められる。この

図10-4 男性生殖器の構造と射精の流れ

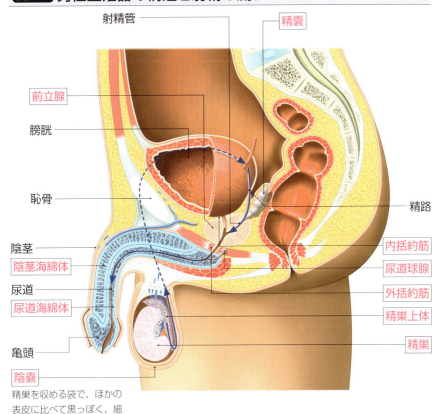

陰嚢：精巣を収める袋で、ほかの表皮に比べて黒っぽく、細かいしわに覆われている。

ため、陰茎の硬直状態が維持される。

　勃起後、**精巣上体**からは精管を通って精子が出、**精嚢**（せいのう）と**前立腺**からは分泌液が出て混じり、精液となる。精嚢からの分泌液には果糖が含まれており、これをエネルギー源として精子が鞭毛運動を行えるようになる。また前立腺からの分泌液にはクエン酸が含まれており、弱アルカリ性の環境にして精子を守るはたらきをする。

　この分泌液が分泌されるとともに、膀胱（ぼうこう）の出口にある**内括約筋**が収縮し、膀胱への侵入を防ぐ。さらに**外括約筋**も収縮して閉じるため、出入りをふさがれた精液はいったんこの場所で貯蔵される。この際、**尿道球腺**からもアルカリ性の粘液が分泌され、酸性の尿道を中和して精液の通過を補佐する。やがて性的興奮が頂点に達すると、外括約筋が弛緩し、反射により精液が射出される（図10-4）。

　このように、性的興奮によって引き起こされる一連の現象を、**性反射**という。

排卵と受精

■排卵と月経は性周期で規則的に起こる

　子宮は出産までの約10か月間、胎児を育成する場所である。卵巣には約200万個の卵胞があるが、実際に排卵するのは約400個である。

　子宮と**卵巣**は、女性ホルモンにより平均約**28**日周期で変化する(**性周期**→p.177)。月経が起こるころ(卵胞期の開始)、卵巣では14〜20個の**卵胞**が成熟を開始する。卵胞内には液胞が発生して、顆粒膜細胞が**エストロゲン**を分泌し始める。約**14**日後にもっとも成熟した卵胞(グラーフ卵胞)から卵母細胞が1つだけ排出され(**排卵期**)、残りの卵胞は消失する。

■受精卵が子宮内膜に着床すると妊娠成立

　排卵された卵母細胞は卵管采によって**卵管**に取り込まれ、卵管内の線毛のはたらきにより**子宮**に向かって進む。

　一方、膣内の子宮頸部付近に放出された**精子**は、膣内の強い酸性の環境によって大半が死んでしまうが、それでも約10万程度は卵管へ到達する。最終的に卵母細胞のもとへ到達できる精子は数千程度で、そのうちの1つだけが卵母細胞の細胞膜を貫通し、核が合体する。これが**受精**である。

避妊法

　避妊とは、卵母細胞と精子の合体を防ぐ、もしくは受精卵の着床を妨げて妊娠を防ぐことである。受胎調節ともいう。おもに以下のような方法がある。
- 障壁的避妊法：精子の進入を防止する方法で、物理的な方法(コンドーム、ペッサリー)と化学的な方法(殺精子ゼリー)があり、併用すると効果が高い。
- 外科的避妊法：外科的に精管・卵管の一部を除去する。
- ホルモン剤による避妊法：排卵や着床を妨げるようにホルモンを分泌・抑制する方法。代表的なものがピル(経口避妊薬)で、エストロゲンとプロゲステロンの値を上昇させ排卵を抑制する効果がある。
- オギノ式避妊法：「排卵は予定月経開始の12〜16日前に起こる」という荻野久作博士の説に基づき、精子の受精能力期間を加えて、次回月経前の12〜19日間を禁欲する方法。荻野学説は本来、妊娠を希望する人のために排卵の時期を予測する目的で考案されたため、この方法のみで確実な避妊はできない。他の避妊法と併用するのが鉄則である。

受精卵は**接合子**とよばれる。接合子は卵割を進めながらゆっくりと移動し、**胚胞**になったころに子宮に到着し、肥厚した子宮内膜に着床すると妊娠となる。受精卵から発生した胎盤の一部から分泌されるヒト絨毛性ゴナドトロピン（hCG）の影響によって、黄体から黄体ホルモンが12週ごろまで分泌される。その後は、胎盤から大量のプロゲステロンが分泌されるようになる（図10-5）。

図10-5 受精卵の成長

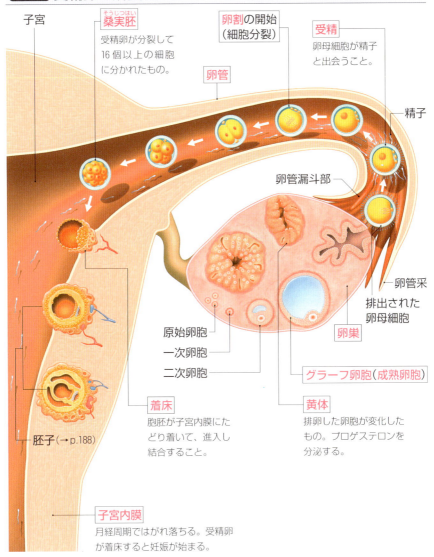

生殖器系

胎児の成長

■胚子は重要な器官をつくる時期

　出生前発育とは、受精から出産までのことで、この期間を妊娠とよぶ。妊娠期間は最終月経の第1日目から起算し、4週で1か月とする。4か月までを妊娠初期、5〜7か月を中期、8か月以降を末期と区分する。分娩予定日は40週(280日)である。

　妊娠期の2週までを胚子前期、3〜8週までを胚子期、それ以降出産までの期間を胎児期という。胚子期はほぼすべての器官が形成される重要な時期で、このわずかな数週間の間に胚子は大きな変化を遂げ、ヒトらしい形態へと成長する。

　また、胚子期はさまざまな先天異常が発生する危険の高い時期でもある。アルコールや薬剤、放射線、ウイルスなど毒性物質(催奇形因子)の影響を受けやすいため、注意が必要である。

●胚子・胎児の発育過程

	時期	発育例
胚子前期	2週	受精。接合子が卵割(細胞分裂)を開始する。
胚子期	3週	着床が完了。羊膜と2層の胚盤(すべての組織と器官の原器)が形成。
	4週	胚盤が3層(外胚葉、内胚葉、中胚葉)になる。神経管の形成が始まる。
	5週	心臓が拍動を開始。眼の水晶体、中耳骨、咽頭、手足の原器などが形成。
	6週	眼、耳、鼻、口の形成。肝臓が造血を始める。
	7週	消化管が発達し、主要な器官が形成される。外生殖器の性分化が開始。
胎児期	8〜11週(3か月)	手足の指が分離し、骨化(軟骨からかたい骨に置き換わる)が開始。腎臓で尿の産出。脾臓での造血開始。超音波ドップラー法で心音が聴取できる。
	12〜15週(4か月)	胎盤が完成。眼や耳の位置がわかる。外生殖器で性別が確認できる。
	16〜19週(5か月)	呼吸に似た横隔膜の運動が増加。骨格筋が発達し、胎動が始まる。
	20〜23週(6か月)	胎脂の分泌開始、頭髪や眉毛が生える。
	24〜27週(7か月)	肺サーファクタント(→p.189)の産生開始。眼瞼、鼻孔、外耳道が開く。肝・脾造血から骨髄造血へ移行。
	28〜31週(8か月)	精巣が陰嚢内へ下降。
	32〜35週(9か月)	体形が整い始める。皮下脂肪が増加、顔・腹部の産毛消失。
	36週〜(10か月)	臨月。37週より正期産(〜41週6日まで、それ以降は過期産)

■胎生期に見られる特殊な生理的機能

胎児と出生後では、その機能に大きな違いがある。

造血については、出生後は骨髄で造血される（→p.87）ことは周知だが、胎生期は異なる。まず、妊娠2週ごろに卵黄嚢が形成され、その一部に血島（血球や血管になる細胞のかたまり）ができる。血島内で新生血管がつくられ、その内部細胞から赤血球が産生される。その後胎生中期に、後に大動脈・生殖器・腎臓を形成する領域で造血幹細胞が発生し、それが肝臓や脾臓に移行して造血を行う。このころの肝臓にはまだ代謝機能はない。やがて造血幹細胞が骨髄に定着して造血が始まり、肝臓造血は徐々に衰退して、24週ごろからは骨髄での造血がメインとなる。

酸素や二酸化炭素の受け渡し（ガス交換）については、出生後は肺で行われるのに対し、胎生期は胎盤（→p.190）を通じて行っている。

肺サーファクタント

胎児の呼吸は出生後に肺呼吸に切り替わるが、その変換点の鍵となる物質が、妊娠32週ごろ肺胞の内側壁にさかんに分泌される「肺サーファクタント」という界面活性剤である。

肺胞の壁と内側の空気との間には表面張力が発生しており、肺胞をしぼませる方向に作用している。これに対して肺サーファクタントは肺胞の表面張力を減少させ、肺胞を拡張するはたらきがある。

早産児に見られる、新生児呼吸窮迫症候群（RDS）という呼吸障害がある。肺胞がふくらまずに呼吸不全を起こし、重症では死に至る。この疾患は報告された当時、原因が不明だったが、研究により肺サーファクタントの欠乏が原因であることがわかり、人工肺サーファクタント製剤が開発されて重症のRDSも治療できるようになった。

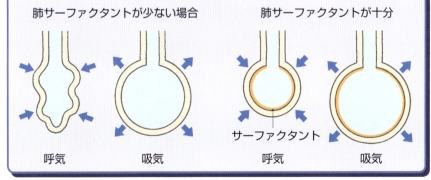

胎盤の構造と胎児循環

■胎盤は胎児と母体を隔ててつなぐ

　胎盤は胎児と母体の両方の組織からつくられる構造物で、一般的には子宮の上部に形成される。この胎盤を介して、胎児と母体の間では血液が混ざり合うことなく、**栄養**と**酸素**をはじめとするさまざまな物質交換が行われる。8週から機能し始め、分娩後には排出される。

　胎児の成長に必要なものは、胎盤を介して運ばれる。胎盤の胎児側を**絨毛膜**といい、絨毛が子宮内膜に陥入している。絨毛の中には胎児の血管があり、子宮内膜内の母体の血管と物質の交換を行っている。しかし、胎児と母体の血液は近隣しているものの、けっして直接交わることはない。したがって、血球やたんぱく質などの毛細血管壁を通過できないものは、母体から胎児に移行しない。

　また、胎盤からは、ヒト絨毛性ゴナドトロピン(hCG)、エストロゲン、プロゲステロンなどのホルモン(→p.177)も分泌されている。これらのホルモンは、胎児と母体に作用して、妊娠を維持するための重要な役割をもつ。

図10-6 胎盤のしくみ

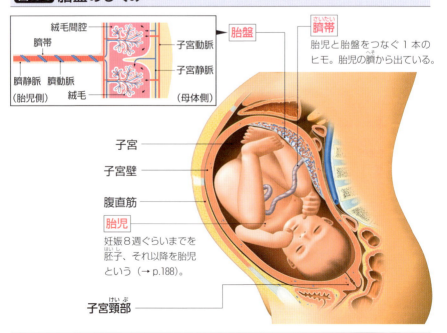

■胎児は特有の血液循環で血流調節が行われる

胎児への酸素や栄養の運搬は、胎盤を介して臍静脈から行われている。また、二酸化炭素などの老廃物は、臍動脈から胎盤を介して母体へと運ばれる。したがって、胎児においては臍静脈の血液中の酸素濃度がもっとも高い。

胎児の場合、出生するまでは肺は呼吸器として機能していないため、胎児特有の血流路が存在する。これを胎児循環という。

胎児特有の迂回路（動脈管、卵円孔、静脈管）は出生後に閉鎖する。動脈管は大動脈と同じくらいの太さの血管であるにもかかわらず、出生後に閉塞してしまう。その理由は動脈管が酸素で強く収縮すること（出生後は血液中の酸素濃度が高くなる）と、胎盤で産生されているプロスタグランジンE2という血管拡張物質がなくなることが考えられている。

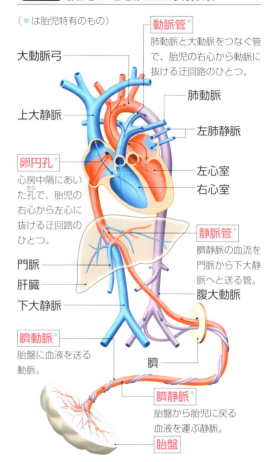

図10-7 胎児の心臓と血液循環

（＊は胎児特有のもの）

- 動脈管＊：肺動脈と大動脈をつなぐ管で、胎児の右心から動脈に抜ける迂回路のひとつ。
- 大動脈弓
- 上大静脈
- 肺動脈
- 左肺静脈
- 卵円孔＊：心房中隔にあいた孔で、胎児の右心から左心に抜ける迂回路のひとつ。
- 左心室
- 右心室
- 門脈
- 肝臓
- 静脈管＊：臍静脈の血流を門脈から下大静脈へと送る管。
- 下大静脈
- 腹大動脈
- 臍動脈＊：胎盤に血液を送る動脈。
- 臍
- 臍静脈＊：胎盤から胎児に戻る血液を運ぶ静脈。
- 胎盤

子宮の出口を塞ぐ、前置胎盤

胎盤の位置は受精卵の着床に関係するため、かならずここにできるというものではないが、一般的には子宮上部の場合が多い。しかし、まれに子宮下部、つまり子宮口にかかっていたり子宮口を覆っている場合がある。これを前置胎盤といい、全分娩の0.3～0.6％で発生する。前置胎盤は、腹痛をともなわない突然の出血が、とくに28週以後で起こりやすい。分娩は帝王切開が基本であるが、前置胎盤のうち5～10％では胎盤と子宮が癒着して胎盤がはがれない「前置癒着胎盤」もあり、胎児のみならず母体にも生命の危険が及ぶ可能性がある。

妊娠時の母体の変化

■胎児の分も養うため、母体の負担は大きい

妊娠期の母体は、胎児へ供給する分も含め、多くの栄養や酸素を必要とする。また、胎児の成長にともなって子宮は大きく肥大し、母体の体重も増加することから、身体的にも物理的な負担が大きくなる。

ホルモンの分泌も活性化し、食の好みが変わったり、心身が不安定になるなど体調不良も起こりやすくなる。代表的なのが、妊娠3か月くらいから起こる**つわり**である。また、増加した体重によりバランスがとりにくくなり、さらに背筋痛や子宮靭帯などの伸展により痛みが生じることもある。循環血液量が増加し、高血圧やむくみを生じやすくなるため、塩分制限が必要になることもある。

●おもな母体の変化と障害

部位	変化と障害
栄養・消化	・胎児発育のため、また母体の乳房の発達や血液量の増加により、たんぱく質をはじめとする多くの栄養素の必要量が増す。 ・胎児への糖の移行が促進されるため、食後血糖とインスリン量が増加する。 ・とくに必要なのがカルシウムで、摂取不足になると母体の骨からカルシウムが溶け出して胎児に送られるため、母体に悪影響が出る。
血液	・血液量が40〜50％増加する。 ・下半身で静脈圧が上がり、静脈瘤ができやすくなる。 ・赤血球の産生が血液量の増加に追いつかず、原料である鉄分も不足しがちなことから貧血を招く。
心臓	・心拍数の増加と基礎代謝の増加により、循環器系の活動が高まる。心拍数は30〜60％増加する。
呼吸器	・酸素吸収量が増加し二酸化炭素排出量も増加するため、呼吸活動が活性化する。 ・母体の腹部臓器が子宮に押しやられて上方に移動し、横隔膜を圧迫して呼吸を妨げる。
腎臓	・胎児の分の老廃物を処理するために、腎臓のはたらきが活発になり、多くの尿を産生する。
骨	・子宮が肥大するにつれて仙腸靭帯や恥骨結合が伸長し、骨盤腔も拡張する。
皮膚	・顔面、乳輪・乳頭、外陰、腹部の中央、傷痕などに色素沈着が起こる。また、肥大した子宮により腹部の皮膚表面層が断裂し、白い線が生じる。これを妊娠線という。

■乳房は外見・内部ともに大きく変化する

乳房とは、乳腺が1割、脂肪が9割を占める授乳器官である。乳腺は、子宮と同様に性ホルモンの影響を強く受けている。つまり非妊娠時から、子宮内膜の増殖に呼応して、腺房や乳管は拡張・増殖し、間質が充血状態となり、乳房の容積は月経直前には30～40%も増加する。

この変化は妊娠によってさらに大きなものとなる。妊娠5週ごろから、乳輪や乳頭に色素が沈着して色が濃くなり、乳輪部が拡大して、皮脂を分泌する乳輪腺が隆起し始める。妊娠週期が進むと、乳房は大きくかたく張り、皮下の静脈が怒張して表皮からはっきり見えるようになる。また、乳房の増大とともに表皮が断裂すると、乳頭から放射線状に妊娠線が形成されることがある。

乳房内部では3週ごろから乳管の増生が始まり、12週ごろからは腺房が発達する。20週ごろには腺房腔内に初乳が貯留し始め、分娩後の授乳に向けての準備が行われる。分娩を終えると、胎盤の排出によりエストロゲンとプロゲステロンの血中濃度が急激に低下するため、これにより抑制されていた乳汁の分泌が始まる。授乳とともに乳房はさらに発育し、新しい血管が多数発生して乳腺と乳腺の間をつなぎ、よりさかんに乳汁が分泌されるようになる。

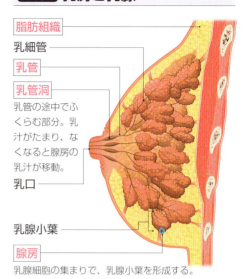

図10-8 乳房と乳腺

脂肪組織
乳細管
乳管
乳管洞
乳管の途中でふくらむ部分。乳汁がたまり、なくなると腺房の乳汁が移動。
乳口
乳腺小葉
腺房
乳腺細胞の集まりで、乳腺小葉を形成する。

性ホルモンの作用期間と乳がんの関係

女性は初潮から閉経までの間、排卵までの卵胞期と排卵後の黄体期を交互に繰り返している。このような性ホルモンの分泌は乳腺組織を刺激し、細胞の増殖を促すが、細胞の増殖は遺伝子を傷つける原因となり、この遺伝子の変異ががん発症を招くと考えられている。つまり、早い初潮、遅い閉経、妊娠・出産経験がないなど、性ホルモンの作用期間が長い人ほど乳がん発生のリスクが高いと考えられている。

生殖器系

出産・授乳時のホルモン作用

■妊娠時と出産後で分泌されるホルモンが変化

妊娠が成立すると、胎児の成長から出産までのはたらきを助けるさまざまなホルモンが多く分泌されるようになる。

代表的なものがエストロゲンとプロゲステロンである。エストロゲンは、胎児の成長に合わせた子宮の拡張にかかわり、乳腺を発達させ、母乳をつくる準備をする。プロゲステロンは、子宮が収縮しないように子宮平滑筋の動きを抑制し、子宮内の状態を整えて妊娠を維持するはたらきがある。

また、乳腺の発達を促進するプロラクチンというホルモンも分泌されるようになるが、発達した乳腺から母乳が出るのを抑える作用がプロゲステロンにあるため、妊娠中に乳房が張っても母乳が出ることはないようになっている。

出産時には、子宮を収縮させて分娩(ぶんべん)を促すオキシトシンやプロスタグランジンなどのホルモンが分泌される。出産を終えると、エストロゲンとプロゲステロンの分泌は急に弱まり、徐々に平常時の量に戻っていく。

入れ替わりに、プロラクチンによる母乳の産生が始まる。乳児が乳首を吸うと、その刺激でプロラクチンとオキシトシンの分泌が促進される。オキシトシンが腺房周囲の平滑筋を収縮させることで、母乳が押し出される。

●妊娠時と出産後に作用するおもなホルモン

ホルモン	はたらき
エストロゲン	・骨盤の関節などに作用して、胎児の成長に合わせて子宮を拡張させる。 ・乳腺を発達させて母乳をつくる準備をする。
プロゲステロン	・子宮平滑筋のはたらきを抑制して子宮が収縮しないようにし、子宮の状態を整えて妊娠を維持する。 ・プロラクチンの分泌を抑制する。
プロスタグランジン	・子宮の収縮を促進して、分娩を助ける。
プロラクチン	・乳腺を発達させて、乳房での母乳の産生を促進する。
オキシトシン	・子宮の収縮を促進して分娩を促し、出産後の子宮の出血を抑制する。 ・出産後の授乳時に、母乳の放出を促す。

10章のまとめ

精子と卵子の形成
- ヒトは22対44本の**常染色体**と、1対2本の**性染色体**、合計**46**本の染色体をもって生まれる。
- 性染色体は**X**が女性、**Y**が男性で、対の組み合わせは女性が**XX**、男性なら**XY**となる。
- 生殖細胞では、通常の細胞分裂とは別に、細胞を2倍に増やした後、2回の分裂により染色体数を半分にする**減数分裂**が行われる。

精子生成と射精のしくみ
- 思春期以降の男性は、性ホルモンのはたらきにともない、陰嚢内の精巣で**精子**がつくられる。運動性のない未熟な状態のまま成熟し、**精巣上体**で保存される。
- 性的興奮が大脳皮質に伝わるとその刺激が脊髄にある勃起中枢から**海綿体**の神経に伝わり、海綿体内でcGMPが産生されて血管の平滑筋が弛緩し、海綿体に血液が流入して陰茎が硬直する。これが**勃起**である。
- **精巣上体**からは精管を通って精子が、**精嚢**と**前立腺**からは分泌液が出て混じり、精液となる。性的興奮が頂点に達すると、外括約筋が弛緩し、反射により精液が射出（**射精**）する。

排卵と受精
- 子宮と卵巣はホルモンにより平均約**28**日周期で変化する。これを**性周期**という。
- 月経が始まると、卵巣では卵胞が成熟を開始し、約**14**日後にもっとも成熟した卵胞（グラーフ卵胞）から卵母細胞が1つだけ排卵される（**排卵期**）。残りの卵胞は消失する。
- 排卵された卵子は卵管采によって**卵管**に取り込まれて子宮に向かって進み、やがて出会った1つの精子が卵母細胞の細胞膜を貫通し核が合体する。これが**受精**である。
- 受精卵（接合子）は**卵割**を進めながら子宮へ移動し、**胚胞**になったころに子宮に到着し、肥厚した子宮内膜に着床する。これで妊娠成立となる。

胎児の成長
- 妊娠期の0～2週までを**胚子前期**、3～8週までを**胚子期**、それ以降を**胎児期**という。
- 胎児と出生後では機能に違いがあり、造血は、出生後は**骨髄**で行われるが、胎生期の始めは**卵黄嚢**内の血島で、胎生中期には**肝臓**や**脾臓**で行われ、その後24週ごろから骨髄での造血が主流となる。

- 酸素や二酸化炭素の受け渡し（ガス交換）は、出生後は肺で行われるのに対し、胎生期は**胎盤**を通じて行われる。
- 胎生期は肺胞も水分で満たされているが、32週ごろから**肺サーファクタント**がさかんに分泌され、出生後の肺呼吸で空気が入ったときに安定した呼吸ができるようになる。

胎盤の構造と胎児循環
- **胎盤**は胎児と母体の両方の組織からつくられ、胎児と母体の間で血液が混ざり合うことなく、栄養や酸素、その他の物質交換が行われる。
- 胎盤の胎児側は**絨毛**膜といい、絨毛は子宮内膜に陥入しているため、子宮内膜内の母体の血管と物質の交換が可能となる。
- 胎児への酸素は胎盤を介して**臍静脈**から運搬される。二酸化炭素は**臍動脈**から胎盤を介して母体へ運び出す。
- 胎児特有の血流路を**胎児循環**という。**臍静脈**、**臍動脈**、**動脈管**、**静脈管**、**卵円孔**は胎児特有のものである。

妊娠時の母体の変化
- 妊娠期の母体は、胎児への供給のため多くの栄養や酸素を必要とし、ホルモンの分泌も活性化することから、**つわり**などの体調不良が起こりやすくなる。
- 乳房は非妊娠時でも性ホルモンの影響を受け、子宮内膜の増殖に呼応して腺房や乳管が拡張・増殖する。妊娠期は3週ごろから**乳管**の増生、12週ごろからは**腺房**の発達、20週ごろには腺房腔内の初乳貯留が起こる。

出産・授乳時のホルモン作用
- **エストロゲン**は胎児の成長に合わせた**子宮**の拡張にかかわり、乳腺を発達させ、母乳をつくる準備をする。
- **プロゲステロン**は、**子宮**が収縮しないように子宮平滑筋の動きを抑制し、子宮内の状態を整えて妊娠を維持する。
- **プロラクチン**は乳腺の発達を促進するが、プロゲステロンが発達した乳腺から母乳が出るのを抑えており、妊娠中に乳房が張っても母乳が出ることはない。
- 出産時には、子宮を収縮させて**分娩**を促す**オキシトシン**や**プロスタグランジン**などが分泌される。
- **オキシトシン**には、授乳時に**プロラクチン**によりつくられた母乳を押し出すはたらきがある。

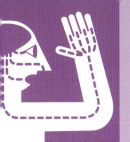

11章

情報を受け取る(感覚系)

感覚のはたらきと種類……………………………… 198
視覚のしくみ ……………………………………… 199
聴覚のしくみ ……………………………………… 201
平衡感覚のしくみ………………………………… 203
嗅覚のしくみ ……………………………………… 205
味覚のしくみ ……………………………………… 207
痛覚・触覚などのしくみ………………………… 209
11章のまとめ……………………………………… 211

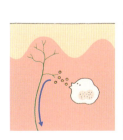
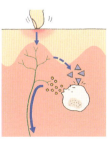

感覚のはたらきと種類

感覚系

■特殊感覚、体性感覚、内臓感覚の３種類

　感覚とは、光や音、痛みなど体内外の環境変化から受け取る刺激情報のことである。感知した刺激情報を電気信号に変換して神経に伝える器官を、**感覚受容器**という。感覚受容器は体中に多数あるが、それぞれ特定の刺激（適刺激）を受容するしくみになっている。

　感覚受容器に刺激が加わると、細胞膜に**活動電位**が発生して**末梢神経**に電気信号として伝わり、**中枢神経系**へと伝達される（→p.140-141）。信号が脳まで伝わると、大脳皮質の連合野で認識され、刺激に反応するための情報となる。

　感覚は、大きく**特殊感覚**、**体性感覚**、**内臓感覚**の３つに分類される。特殊感覚は、眼や耳などの特定の感覚器から伝わる感覚で、**視覚**（→p.199）、**聴覚**（→p.201）、**嗅覚**（→p.205）、**味覚**（→p.207）、**平衡感覚**（**前庭感覚**）（→p.203）がある。体性感覚（→p.209）は、**皮膚**や**筋肉**など全身の広範囲の場所から伝わる感覚のことで、皮膚や粘膜などの感覚を**皮膚感覚**（**表在感覚**）、筋肉、腱、関節などの感覚を**深部感覚**（**固有感覚**）という。また、内臓感覚は、空腹感、口の渇き、尿意などのほか、腹痛、胸痛、陣痛などの痛覚を指す。

　特殊感覚と体性感覚は**体性神経**（→p.138）に、内臓感覚は**自律神経**に分類されている。

●感覚の分類

分類		種類		受容器
特殊感覚		視覚	眼を感覚器として形・大きさ・色などを感知	網膜
		聴覚	耳を感覚器として音を感知	コルチ器官の有毛細胞
		嗅覚	嗅粘膜を感覚器として香り・においを感知	嗅上皮
		味覚	口・舌を感覚器として食べ物などの味を感知	味蕾（みらい）
		平衡感覚	内耳を感覚器として回転運動や傾きなどを感知	耳石、半器官
一般感覚	体性感覚	皮膚感覚	触覚、温覚、冷覚、痛覚	メルケル小体など
		深部感覚	運動感覚（重力感、疲労感など）、圧覚	ファーター・パチニ小体など
	内臓感覚		空腹感、口渇、悪心、便意、尿意などの臓器感覚、腹痛、胸痛、生理痛、陣痛などの内臓痛覚	自由神経終末など

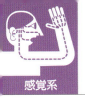

視覚のしくみ

感覚系

■網膜で光情報の明暗、形、色を区別

外部の情報を眼（眼球）で見て映像としてとらえる感覚を視覚という。光の感覚受容器は網膜で、眼球に入った光の情報は網膜から脳へと伝えられ、脳のさまざまな場所で処理されて映像として認識される。

網膜は内側から、神経節細胞（視神経細胞）、アマクリン細胞、水平細胞、双極細胞、視細胞、色素上皮細胞が層をなしている（図11-1）。光はまず、視細胞の外節（細胞体から伸び出した突起部分）で感知される。視細胞は杆体と錐体の2種類があり、杆体は外節が円柱状、錐体は円錐状の形状をしている。杆体は、光の感度が高く、暗いところでもはたらいて明暗や形をとらえる役割がある。錐体は、短波長（青紫）、中波長（緑）、長波長（赤）を感知することができるため、色を区別することができる。杆体では色の区別はできない。

この光情報は、視細胞から双極細胞を経て神経節細胞へと送られ、神経節細胞から大脳の視覚中枢へと伝えられる。水平細胞は視細胞どうし、アマクリン細胞は神経節細胞どうしを結び、光情報の統合処理を行っている。

図11-1 網膜と光の感覚受容体（縦断面）

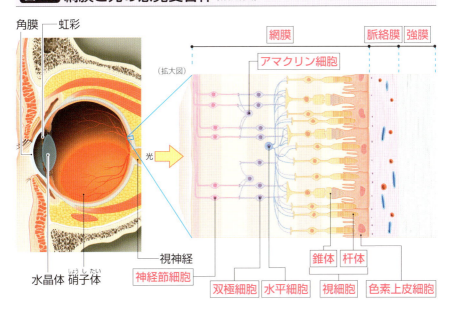

■眼球からの光情報を左右の視覚野に集めて画像化

　神経節細胞から出る神経線維は、視神経を通って**外側膝状体**を経て、大脳の後頭葉の**一次視覚野**につながる。

　視神経は、左右それぞれの眼球から出ているが、右の眼球からの神経線維の半分は、右側の外側膝状体を経て右半球の一次視覚野に、左の眼球からの神経線維の半分は、左側の外側膝状体を経て左半球の一次視覚野につながっている。左右の残り半分の神経線維は、途中で**視交叉**をつくってそれぞれ反対側の脳につながっており、右脳の**一次視覚野**は左右の眼球それぞれの**左側**の視野情報を、左脳の**一次視覚野**はそれぞれの**右側**の視覚情報が集めるしくみとなっている。（図11-2①）。左右の一次視覚野および後頭葉の視覚前野でそれらの情報が比較処理され、遠近感のある映像として認識されるようになる。

　左右の一次視覚野では対象までの距離を測り、視覚前野では対象を認識し、形状を把握、位置や運動を処理する高度な作業が行われている（図11-2②）。

図11-2 光情報が脳に伝わって処理されるしくみ

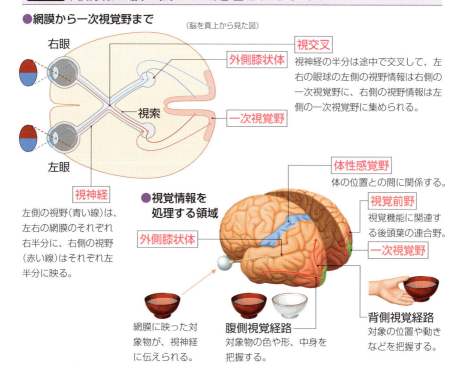

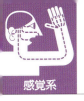

聴覚のしくみ

■音波を効率よく脳まで伝えるための耳の構造

　空気が振動して空気中を伝わってきた音をとらえる感覚が聴覚である。ヒトは20ヘルツから2万ヘルツまでの周波数の音波を聞き取ることができるといわれる。

　その音波を拾って脳まで伝えるのが耳である。耳は、外耳、中耳、内耳の3つで構成されており、それぞれが役割をもっている。

　外耳は、外部のいわゆる耳の部分である耳介と、鼓膜までの通路である外耳道からなり、空気中を伝わってきた音波を鼓膜まで伝える。

　中耳は、鼓室という洞穴状の空間であり、その中にツチ骨、キヌタ骨、アブミ骨からなる耳小骨という小さな骨がある。耳小骨は、鼓膜の広い面積の振動を、アブミ骨底の狭い面積に伝えることで振幅を小さくし、音圧を増幅して内耳に効率よく伝える役割をもつ。

　内耳は、蝸牛、前庭、半規管という器官からなる。蝸牛は、カタツムリのような渦巻き型の管で音を感知する役割があり（→p.202）、前庭と半規管は、体の回転や傾きを感じる平衡感覚を感知するはたらきがある（→p.203）。

図11-3 耳の構造

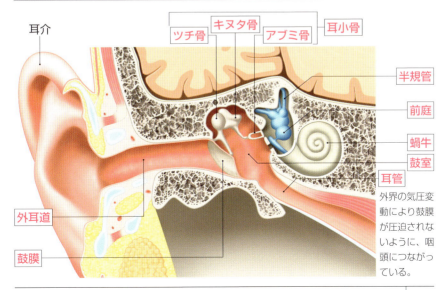

■内耳の蝸牛管にあるコルチ器官で音を感知

　音波が、中耳のアブミ骨底から内耳の蝸牛に伝わると、カタツムリの殻のようならせん状の前庭階を上行し、らせんの頂点に達すると鼓室階とよばれる下行路に移り、下降しながら進んでいく（図11-4）。音波が前庭階と鼓室階を進行する間に、音の高さによって蝸牛管の特定の部位が強く振動することで、蝸牛が音の高低を識別するしくみとなっている。

　蝸牛管は鼓室階に接しており、蝸牛管の中に音の感覚受容器であるコルチ器官がある。コルチ器官には、蓋膜に接した有毛細胞（聴毛）があり、音波が蓋膜を振動させると有毛細胞が刺激され、カリウムイオンの流入による活動電位（→p.221）の発生が音の情報として電気信号に置き換えられて蝸牛神経に伝わる。ここから聴神経を経て大脳へ伝わり、大脳皮質がその電気信号を処理、判別することで音として認識されるようになる。

図11-4 蝸牛とコルチ器官

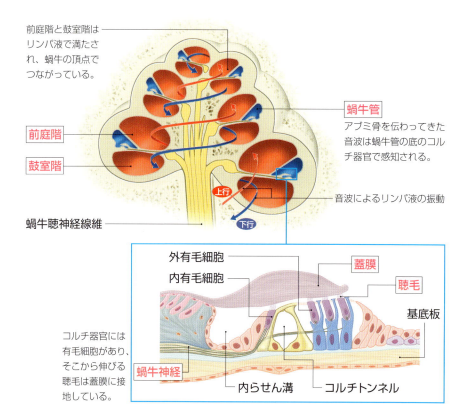

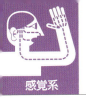

平衡感覚のしくみ

■内耳の一部が平衡感覚の感覚受容器

空間で体のバランスや姿勢を感知することを平衡感覚といい、聴覚の機能を担っている内耳の一部が受容器となっている。

内耳の平衡感覚受容器は、前庭（→p.201）を構成している半規管と平衡斑からなる。このうち半規管は、体の回転運動を感じる器官で、上下の垂直方向の回転運動を感じる前半規管および後半規管、左右の水平方向の回転運動を感じる外側半規管の3つの半円形の管からできている（図11-5）。半規管の端には膨大部というふくらみがあり、内部には、体のバランスを感じとるクプラとよばれるセンサーがある。一方、前庭には2つの平衡斑があり、内部の耳石膜の動きにより傾きを感知している（→p.204）。

図11-5 内耳の前庭の構造

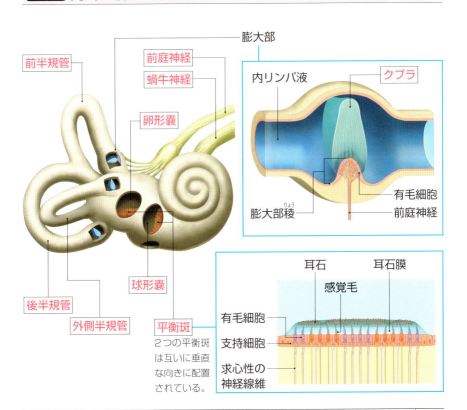

■半器官と平衡斑で体のバランスを調節

　回転運動の変化を感知する半規管は、前半規管と後半規管は垂直面に、外側半規管は水平面にあり、3本のループが互いに垂直になるように配置されている(図11-5)。半規管の膨大部には、感覚細胞である有毛細胞があり、その感覚毛をゼラチン状の物質が包んでまとめている。これをクプラといい、センサーの役割を果たしている。体に回転運動が起こると、慣性によって半規管内のリンパ液が動きとは逆方向に流れるが、この流れによってクプラが動いて有毛細胞が刺激されることで活動電位(→p.221)が発生し、体のバランス情報が電気信号となり脳に伝えられる(図11-6①)。

　前庭には、球形嚢と卵形嚢という袋状の空洞がある。その内部には平衡斑という、頭部の傾きや直線運動の変化を感知する感覚装置がある。平衡斑の有毛細胞の上には、耳石を含むゼリー状の膜(耳石膜)が覆っている。体が傾くと平衡斑も同じように動き、耳石膜が横方向にずれて有毛細胞を刺激する。2つの平衡斑は互いに垂直な向きに配置されており(図11-5)、球形嚢は上下方向の傾きを、卵形嚢は前後左右方向の傾きを感知することができる(図11-6②)。

図11-6 半器官と平衡斑の感知のしくみ

❶回転運動を感知する半器官

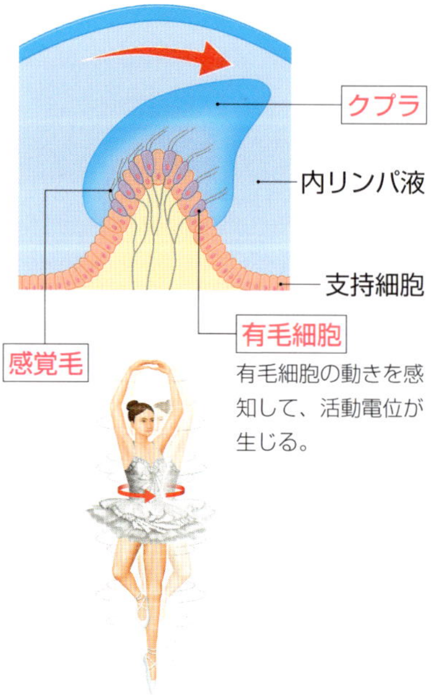

クプラ
内リンパ液
支持細胞
感覚毛
有毛細胞
有毛細胞の動きを感知して、活動電位が生じる。

❷体の傾きを感知する平衡斑

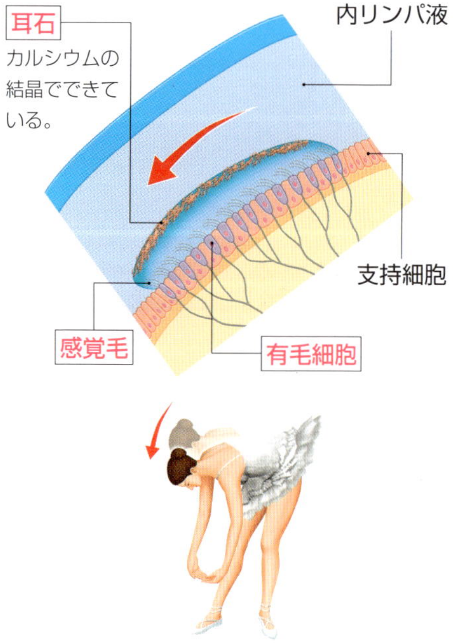

耳石
カルシウムの結晶でできている。
内リンパ液
支持細胞
感覚毛
有毛細胞

嗅覚のしくみ

感覚系

■鼻腔の天井部分にある嗅上皮でにおいを感知

　物質の表面から気化した化学物質の分子による刺激がにおいとなるが、このにおいをとらえる感覚が、**嗅覚**である。

　嗅覚の感覚受容器は、鼻腔内部の天井部分にある粘膜で、**嗅上皮**とよばれる（図11-7）。におい分子は気化して空気中で希釈され、呼吸器官である鼻や口から体内に入るが、におい分子が**嗅上皮**により感知されて**嗅細胞**が刺激を受け、においの情報が大脳まで伝わると、においとして認識されるようになる（→p.206）。

　においの物質は自然界に2万種以上存在し、ヒトはそのうちの2000種ほどを嗅ぎ分けられるといわれる。なかには1万種ほど区別できる人もいるといわれるほど、嗅覚は個人差が大きく、年齢や体調などの影響も受けやすい。

　また、嗅上皮を通過するにおい分子が多いほど、においを強く感知することができるほか、鼻腔と口腔は咽頭の部分でつながっているため、食べ物に含まれるにおい成分が揮発して鼻腔に移動し、においを感じることもある。さらに、同一の刺激を受け続けると次第に刺激を感じにくくなることを**順応**というが、ほかの感覚に比べて嗅覚は順応するのが早いことも特徴のひとつとなっている。

図11-7 鼻の構造と嗅覚受容器

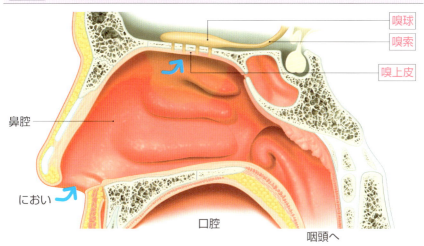

■嗅粘膜の線毛にある受容体から大脳へ

嗅上皮には、においを感じる嗅細胞、支持細胞、ボウマン腺（嗅腺）が分布している。嗅上皮の表面はボウマン腺から分泌された粘液により覆われ、嗅細胞から出ている嗅線毛も粘液中にある。空気と一緒に入ってきたにおい分子はこの粘液に溶け込み、嗅細胞の嗅線毛の細胞膜上にある受容体と結合するとにおいとして感知され、活動電位（→p.221）が発生して電気信号に変換される。

嗅細胞からは嗅神経とよばれる１本の神経線維が出ており、束をつくって、鼻腔の天井の篩骨に開いた篩板を通って頭蓋腔に入り、大脳の底面に位置する嗅球につながっている（図11-8）。においの情報は、嗅神経から嗅球、嗅索を通って大脳辺縁系や前頭葉に送られ、においとして認識される。大脳辺縁系の扁桃体や海馬は本能行動や感情、記憶を司る部分であることから、この部分に直接伝わるにおいの感覚は、意識にのぼるだけでなく、感情や本能にも影響しやすいといわれる。

嗅細胞は、１か月ほどで嗅上皮の基底細胞から新しい細胞に生まれ変わるが、鼻粘膜の炎症などでこの代謝に異常が生じると、嗅覚障害が起こることがある。

図11-8 嗅上皮の構造

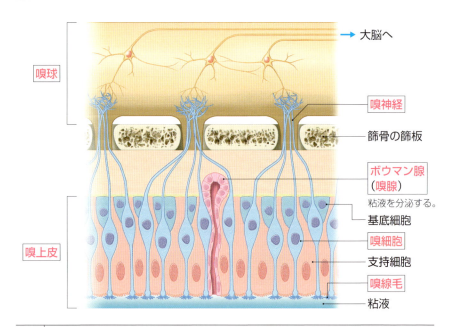

味覚のしくみ

■舌の粘膜にある乳頭に味を感知する味蕾が分布

　食物の味を識別するための感覚を味覚といい、食物に含まれる化学物質（味物質）の味および有害物を認識するほか、食欲を高めて消化液の分泌を促進するはたらきなどもある。

　人間の味覚は、甘味、塩味、酸味、苦味、うま味の５つの味を基本として、それぞれ特有の味細胞（→p.208）によって受容され、別々の情報として脳に伝えられてから情報が統合され、総合的にどのような味なのか認識される。

　味を感じる感覚受容器は、口腔内、とくに舌に多く分布している。舌の表面の粘膜には、有郭乳頭、葉状乳頭、茸状乳頭、糸状乳頭の４種類の乳頭があり、糸状乳頭を除く３種類の乳頭に分布している味蕾が、味覚を感知する感覚受容器となっている（図11-9）。

　味覚は、嗅覚と同様に順応が早く、食物が口腔内の同じ場所にあると味を感じにくくなっていく。味覚を持続するためには、口腔内で食物を動かし、口の中の場所を変える必要がある。

図11-9　舌の各部名称と味蕾の分布

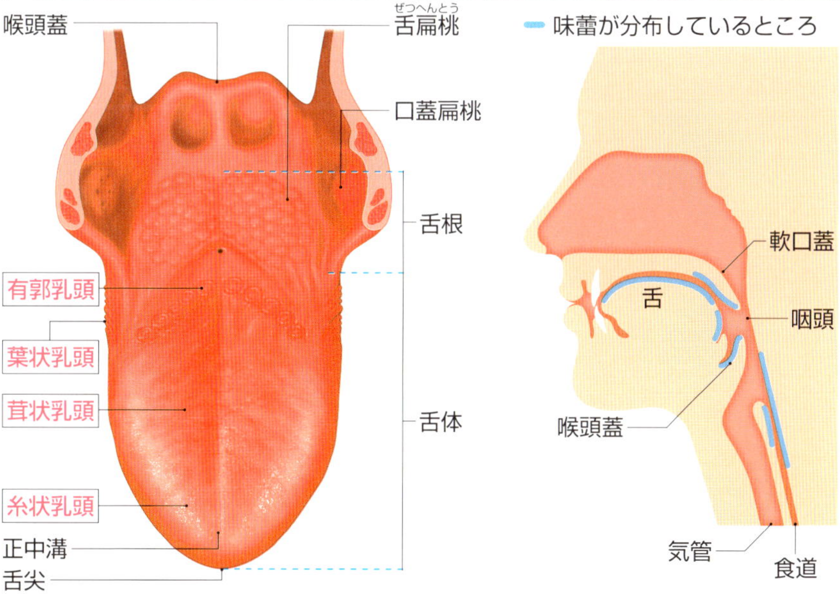

■舌の部位によって支配する神経が異なる

　味を感知する味蕾は、粘膜上皮内にある紡錘形をした器官で、先端部に開いた味孔が口腔に面している。1つの味蕾には、およそ30〜80個の味細胞があり、先端にある微絨毛が味覚を感じる受容体となっている。この味細胞にある微絨毛が味の刺激を受けると活動電位(→p.221)が生じて、味の情報が電気信号に置き換えられて味覚神経に伝えられる(図11-10)。味覚神経の神経線維は細かく枝分かれし、複数の乳頭に入り、それぞれに分布する味蕾からの情報を受け取る。

　舌の味覚を支配する神経は、舌の前3分の2が鼓索神経(顔面神経の一部)で、後ろ3分の1が舌咽神経となっている(図11-11)。また、咽喉頭部の味覚は迷走神経が支配している。温痛覚や触覚(体性感覚)は、舌神経(三叉神経の一部)や舌咽神経、迷走神経が伝える。

　鼓索神経、舌咽神経、迷走神経が感知した味の刺激は、延髄から視床を経由して、大脳皮質の前頭葉と頭頂葉の下端部にある味覚野に伝えられる。

　これらの味蕾や神経に異常が起こると、味覚に対する感度が低下したり、本来の味とは異なった味を感じる味覚障害が生じるようになる。

図11-10 味蕾の構造

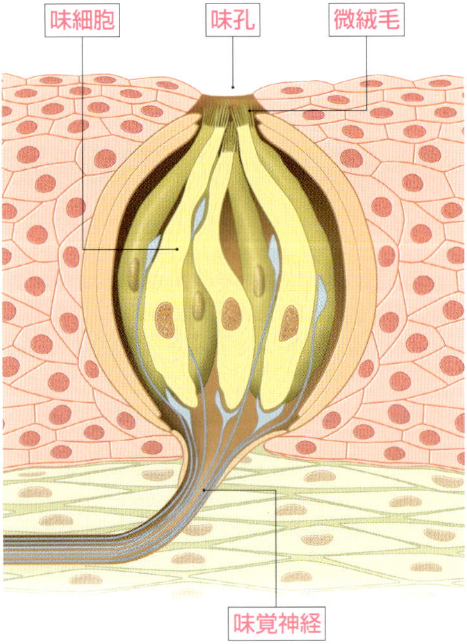

図11-11 舌の神経分布

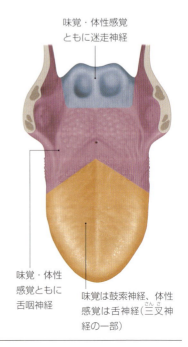

痛覚・触覚などのしくみ

感覚系

■皮膚感覚をとらえるさまざまな受容器

皮膚には、**体性感覚**として、触覚、温覚、冷覚、痛覚などがある。**触覚**は、皮膚や粘膜の表面に何かが接触したときに感じる感覚で、触れたものの形を認識する役割などを果たしている。**温覚**と**冷覚**は、皮膚の温度よりも高い温度か低い温度かを感じる感覚である。**痛覚**は皮膚の傷害や圧迫などによって起こる痛みを感じる感覚で、外部からの危険を防御、回避するために備わった感覚といわれる。また、皮膚を押されたり引っ張られたりしたときの変形やひずみに対して生じる、**圧覚**という感覚もある。

これらの皮膚感覚をとらえるために、皮膚にはさまざまな感覚受容器がある（**図11-12**）。

図11-12 皮膚の感覚受容器

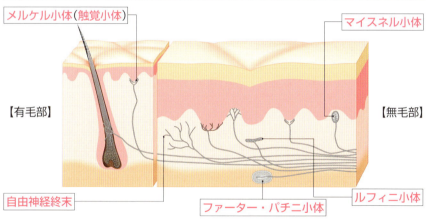

●感覚受容器の種類

感覚受容器	感知する感覚	おもな場所
メルケル小体（触覚小体）	触覚	皮膚の直下、重層扁平上皮の粘膜
自由神経終末	触覚、温覚、痛覚	全身の上皮や結合組織、筋
マイスネル小体	触覚	手のひら側や足の底側、陰核、陰茎亀頭などの神経乳頭内
ファーター・パチニ小体	深部の圧覚や振動	皮膚の皮下組織、関節の周囲、腸間膜など。手のひら側や足の底側に多い。
ルフィニ小体	皮膚が引っ張られた状態を感知	手指や足底の皮下や関節周囲

■マスト細胞から放出されるヒスタミンがかゆみを誘発

　皮膚感覚には、前述以外に**かゆみ**という特殊な感覚がある。かゆみは掻痒感ともいい、むずむずしてかきたくなるような不快な感覚で、皮膚や眼の粘膜など外界に接する部分だけに感じ、内臓など体の内部では感じない。

　かゆみのくわしいメカニズムや感覚受容器、神経伝導路などについてはまだはっきり解明されていないが、体中の皮膚や粘膜に広く分布する**マスト細胞（肥満細胞）**から分泌される**ヒスタミン**という化学物質が、かゆみを引き起こすことがわかっている。皮膚が刺激を受けると、マスト細胞から**ヒスタミン**が放出され、表皮と真皮の境目にある**自由神経終末**に作用して脊髄から大脳皮質へと伝えられ、かゆみとして認識されると考えられている。感覚神経に作用してかゆみを誘発する化学物質には、**ヒスタミン**のほか**セロトニン**などもある。

　さらに、感覚神経が刺激を受けると、**神経ペプチド**という神経伝達物質が放出されるが、この**神経ペプチド**にはマスト細胞を刺激して**ヒスタミン**の分泌を促進するはたらきがある。よく「かゆくてかいていたらどんどんかゆくなる」といった状態が見られるが、これは、かくことで感覚神経が刺激を受けて体内の神経ペプチドが増え、それに誘発されてヒスタミンも増えることで、さらなるかゆみを引き起こしてしまう悪循環につながったものと考えられている（**図11-13**）。

図11-13　かゆみが起こるしくみ

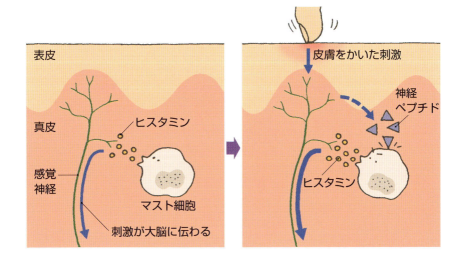

11章のまとめ

感覚のはたらきと種類
- 感知した刺激情報を電気信号に変換して神経に伝える器官を、**感覚受容器**といい、それぞれ特定の刺激（適刺激）を受容するしくみになっている。
- 大きく**特殊感覚**、**体性感覚**、**内臓感覚**の3つに分類され、特殊感覚には**視覚**、**聴覚**、**嗅覚**、**味覚**、**平衡感覚**など、体性感覚には**皮膚感覚**や**深部感覚**があり、内臓感覚には自律神経が関わる。

視覚のしくみ
- 光の感覚受容器は**網膜**で、眼球に入った光の情報は網膜から脳へと伝えられ、映像として認識される。
- まず網膜にある**視細胞**の**杆体**で明暗や形をとらえ、**錐体**で色を区別し、その光情報が**神経節細胞**から大脳の視覚中枢へと伝えられる。
- 右の眼球からの神経線維の半分は右半球の**一次視覚野**に、左の眼球からの神経線維の半分は左半球の**一次視覚野**につながり、左右の残り半分の神経線維はそれぞれ反対側の脳につながっている（**視交叉**）。これにより、左右の一次視覚野および後頭葉の視覚野でそれらの形状、距離、位置などの視覚情報が比較処理され、立体映像として認識されている。

聴覚のしくみ
- 空気が振動して空気中を伝わってきた音をとらえる感覚が**聴覚**で、音波を拾って脳まで伝えるのが耳である。
- 外耳を通って空気中を伝わってきた音波が**鼓膜**まで伝わると、中耳の**耳小骨**により鼓膜の音波が増幅され、内耳に効率よく伝わる。
- 音波が内耳の**蝸牛**に伝わると、**蝸牛管**にある感覚受容器の**コルチ器官**で音の情報として電気信号に置き換えられ、**蝸牛**神経から**内耳**神経を経て大脳へ伝わり、音として認識される。

平衡感覚のしくみ
- 聴覚の機能を担っている内耳の**半規管**と**平衡斑**が、平衡感覚の感覚受容器となっている。
- 半規管は、身体の回転運動を感じる器官で、内部の**クプラ**とよばれるセンサーで体の回転運動を感じとり、バランス情報が電気信号となり脳に伝えられる。
- 前庭には**有毛細胞**が集まった**平衡斑**があり、互いに垂直な向きに配置され、内部の**耳石膜**の動きによりさまざまな方向への傾きを感知することができる。

嗅覚のしくみ
- 物質の表面から化学物質が気化したにおいを嗅ぎ分ける感覚が嗅覚で、鼻腔内部の嗅上皮という粘膜が感覚受容器となる。
- 嗅上皮には、においを感じとる嗅細胞、ボウマン腺（嗅腺）などが分布し、ボウマン腺からは粘液が分泌され嗅上皮の表面を覆っている。
- 鼻から入ってきたにおい分子は、嗅上皮の粘液に溶け込み、粘液中にある嗅細胞の嗅線毛の細胞膜上にある受容体と結合する。すると活動電位が発生して嗅神経から脳へと情報が送られ、においとして認識される。
- 嗅覚は個人差が大きく、年齢や体調などの影響を受けやすいことや、順応（同一の刺激を受け続けると次第に刺激を感じにくくなる）が、ほかの感覚に比べて早いことが特徴的である。
- においの感覚は本能行動や感情、記憶を司る大脳辺縁系の扁桃体や海馬に直接伝わるため、においは意識にのぼるだけでなく、感情や本能にも影響しやすいといわれる。

味覚のしくみ
- 食物に含まれる化学物質（味物質）の味および有害物を識別するための感覚を味覚という。
- 人の味覚は、甘味、塩味、酸味、苦味、うま味の5つの味情報が別々の情報として脳に伝えられ、総合的にどのような味か認識される。
- 味を感じる感覚受容器は、口腔内、とくに舌に多く分布している味蕾で、1つの味蕾には30〜80個の味細胞があり、味細胞の先端にある微絨毛が味覚を感じる受容体となっている。
- 味細胞にある微絨毛が刺激を受けると、味覚神経から大脳皮質の味覚野に伝えられ、味を感じるようになる。

痛覚・触覚などのしくみ
- 皮膚には、触覚、温覚、冷覚、痛覚、圧覚などの感覚がある。
- 皮膚にはこれらの感覚をとらえるため、触覚を感知するメルケル小体（触覚小体）やマイスネル小体、触覚、温覚、痛覚を感知する自由神経終末、深部の圧覚や振動を感知するファーター・パチニ小体、皮膚が引っ張られた状態を感知するルフィニ小体など、さまざまな感覚受容器が備わっている。
- 皮膚感覚には、かゆみという皮膚や目の粘膜など外界に接する部分だけに感じ、内臓など体の内部では感じない特殊な感覚がある。
- 体中の皮膚や粘膜に広く分布するマスト細胞から分泌されるヒスタミンという化学物質が、かゆみ感覚を引き起こすといわれる。

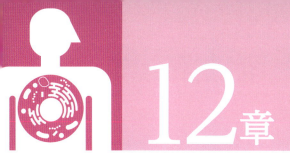

12章

体を構成するもの（細胞生理学）

細胞の機能と構造……………………………… 214
細胞膜の機能と構造……………………………… 216
　コラム●細胞の種類の目印となる細胞表面マーカー … 218
細胞膜の輸送システム…………………………… 219
細胞分裂と細胞周期……………………………… 222
12章のまとめ……………………………………… 224

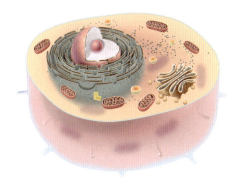

細胞の機能と構造

■たんぱく質などの細胞構成分子が多くの生理機能を調節

　細胞は、生物をつくる最小の基本単位で、ヒトの体は200種類以上、約30兆〜70兆個の細胞からできているといわれる。力を生み出すのは筋細胞、食べ物を吸収するのは消化管の上皮細胞、骨をつくり出すのは骨細胞といったように、特定の機能をもった細胞が集まって組織をつくり、組織が集まって臓器をつくり、そしてヒトのような多細胞生物の体が形づくられている。

　これらの細胞はすべて、たんぱく質、核酸、脂質、糖質などの分子で構成され、生命を維持するためのはたらきが営まれている。この細胞を構成する分子を生体分子というが、それぞれが相互に作用しながら多くの生理機能を調節している。

　なかでもたんぱく質は、下記のように、細胞のほとんどの部分を形成する構造物質となるほか、サイトカイン（→p.88）や酵素などの生理活性物質、情報伝達物質、抗体などの材料として、生理機能のほとんどに関係している。

　このほか、核酸は遺伝情報を蓄積して伝え、細胞の増殖・分化にかかわり、脂質は細胞膜構造（→p.216）をつくって細胞を保護し、糖は主要なエネルギー源であると同時に細胞どうしの結合、識別情報の交換（→p.218）にかかわるなど、さまざまなはたらきによって生体が維持されている。

●おもなたんぱく質の機能

種類	おもなたんぱく質	おもな機能
構造たんぱく質	コラーゲン、フィブリン（→p.101）	細胞のもととなり、生体を形づくる。
輸送たんぱく質	ヘモグロビン、アルブミン（→p.86）	血液などを介して必要な物資、情報を運搬する。
酵素たんぱく質	アミラーゼ、リパーゼ（→p.41, 45）	栄養の消化、エネルギー代謝にかかわる。
貯蔵たんぱく質	フェリチン、ヘモシデリン（→p.96）	生命活動に必要な鉄を体内に貯蔵する。
収縮たんぱく質	アクチン、ミオシン（→p.125）	筋肉を構成する筋原線維で、身体運動にかかわる。
防御たんぱく質	グロブリン	抗体（→p.98）ともよばれ、免疫機能にかかわる。
調節たんぱく質	トロポニン（→p.125）、アクチニン	遺伝発現（転写調節因子）やほかのたんぱく質のはたらきを調整。

■細胞は細胞膜、細胞質、核で構成

細胞は、大きく**細胞膜**、**細胞質**、**核**で構成されている（図12-1）。

細胞膜は、リン脂質を主成分とする2層の膜構造となっており、細胞の保護、細胞内外との栄養分などの物質輸送、細胞間の情報伝達などの役割を担っている（→p.219）。

細胞膜と核の間の**細胞質**は、細胞内液で満たされ、さまざまなはたらきをもつ多くの小器官（細胞小器官）がある。細胞小器官には、生体維持に必要なたんぱく質をつくる**リボソーム**、たんぱく質を貯蔵する**ゴルジ装置（ゴルジ体）**、たんぱく質を輸送する**小胞体**、異物や不要物の分解処理をする**リソソーム**、体内のエネルギー源となるATP（アデノシン三リン酸→p.46）をつくる**ミトコンドリア**などがある。

核は、細胞の中心で、**核膜**、リボソームをつくる**核小体**、設計図の役割を果たす**DNA**（デオキシリボ核酸）を含む**染色質**からなる。

図12-1 動物細胞の構造と機能

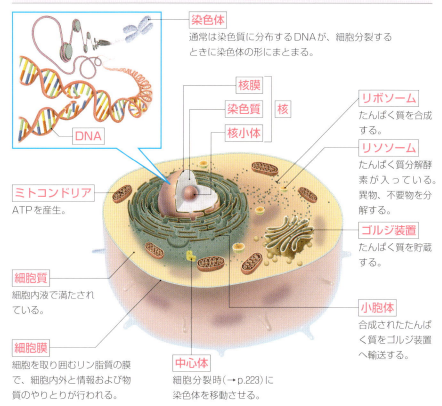

染色体
通常は染色質に分布するDNAが、細胞分裂するときに染色体の形にまとまる。

核膜

染色質

核

核小体

リボソーム
たんぱく質を合成する。

リソソーム
たんぱく質分解酵素が入っている。異物、不要物を分解する。

ゴルジ装置
たんぱく質を貯蔵する。

小胞体
合成されたたんぱく質をゴルジ装置へ輸送する。

ミトコンドリア
ATPを産生。

細胞質
細胞内液で満たされている。

細胞膜
細胞を取り囲むリン脂質の膜で、細胞内外と情報および物質のやりとりが行われる。

中心体
細胞分裂時（→p.223）に染色体を移動させる。

細胞生理学

細胞膜の機能と構造

■細胞の保護、物質輸送、情報伝達の3つの役割

　細胞膜は、細胞を取り囲んで細胞の内側と外側とを隔てる膜で、大きく3つの役割がある。

　1つは、細胞内側と外側とを仕切って細胞の内部を保護する役割で、細胞内外の水分（→p.107）とイオンのバランスが一定になるように調節するための機能も備わっている。

　2つめは、細胞の内部と外部間の物質輸送の役割で、細胞に必要な酸素や栄養素を取り入れて、二酸化炭素や代謝物などの不必要な物質を細胞の外部に排出する（→p.219）。

　もう1つは、多種の細胞が連携し合いながら生体を維持していることから、ほかの細胞からの情報を細胞内部へ伝達する役割をもつ。

　このほか、自己と非自己を識別して外部からの侵入者（異物）を排除する、免疫反応に関係するはたらきもある。

図12-2 細胞膜の脂質二重層構造

細胞膜は、細胞の保護、細胞内外の物質のやりとり、細胞外からの情報伝達などの役割を果たすために、特殊な構造をしている。1つの分子に親水性部分と疎水性部分があり、脂質二重層という細胞膜構造をつくっている。

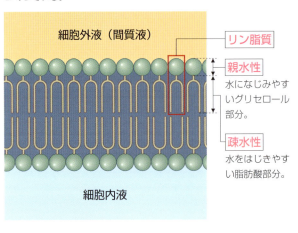

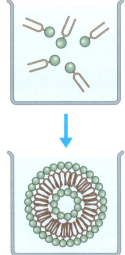

リン脂質は、水中で親水性のほうを外側、疎水性のほうを内側にしてならぶ性質があるため、二重層の円形になりやすい。

■特殊な脂質二重層構造で細胞内部と外部を結ぶ

細胞膜は、細胞外の間質液と細胞内の細胞内液を隔てるために、水に溶けないリン脂質を主成分とする二層の膜で構成されている(図12-2)。

この二重層構造は、酸素や二酸化炭素などの脂溶性物質は自由に通過できるが、水分やイオンなどの水溶性物質は通過できないという性質がある。そのため、水溶性物質を細胞内外でやりとりするために、細胞膜の表面のところどころにチャネルやポンプ、受容体(→p.160)などがある(図12-3)。

■細胞と細胞の間を埋める細胞外基質

体の組織は、細胞と、細胞の外側の空間を埋める細胞外基質(細胞外マトリックス)で構成されている。細胞外基質には、コラーゲン(膠原線維の成分)やエラスチン(弾性線維の成分)、ヒアルロン酸やプロテオグリカン(基質をつくる多糖類)などさまざまな種類がある。

近年では単に細胞の間を埋めるだけでなく、細胞の増殖や形質発現などにも関与していることがわかっている。

図12-3 細胞膜に備わる機能

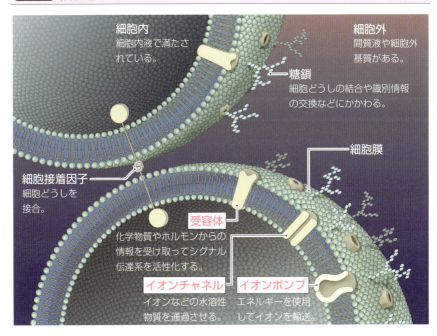

細胞の種類の目印となる細胞表面マーカー

細胞膜の表面には、糖たんぱくによるさまざまな種類の分子が分布している。この糖たんぱく分子を抗原（→p.99）とする特定の抗体（モノクローナル抗体）を結合させると、細胞の細かい種類などを識別することができる。

モノクローナル抗体とは、B細胞（→p.89、99）のなかから特定の抗原を標的にするB細胞を選んで、人工的につくられたクローン抗体のこと。抗原となる糖たんぱく分子を、細胞表面マーカーあるいは表面抗原という。

●細胞表面の糖たんぱく

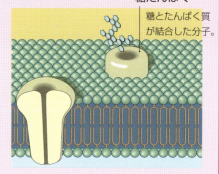

糖たんぱく
糖とたんぱく質が結合した分子。

細胞表面マーカーには、白血球のほか、赤血球、血小板、血管内皮細胞、線維芽細胞などの、細胞の機能や分化にかかわる分子があり、CD分類として国際会議で決定され、細胞種の分類、とくに免疫細胞などの識別に利用されている。たとえばT細胞では、ヘルパーT細胞はCD4抗体に対応するCD4の細胞表面マーカーをもち、細胞傷害性T細胞（K細胞、キラーT細胞）はCD8抗体に対応するCD8の細胞表面マーカーをもっているため、識別が可能となる。

細胞表面マーカーは、がん細胞の種類の特定や、HIV感染などの疾患の診断・治療などに利用されており、とくに医薬品などへの今後の応用が期待されている。

●CD分類によるおもなCD抗原

CD抗原	発現細胞	特徴
CD4	T細胞	T細胞特異的マーカー。HIVが感染する標的分子となる
CD8	細胞傷害性T細胞	T細胞特異的マーカー
CD13	骨髄球、単球	白血病骨髄性マーカー
CD16	NK細胞	NK（ナチュラルキラー）細胞マーカー
CD19	B細胞	B細胞特異的マーカー
CD20	B細胞	B細胞特異的マーカー。抗がん剤（リツキシマブ）として使用
CD34	造血幹細胞	造血幹細胞マーカー
CD133	造血幹細胞	造血幹細胞マーカー

細胞膜の輸送システム

■拡散現象により物質を運ぶ受動輸送

　細胞膜には、細胞内外の物質のやりとりのために、受動輸送と能動輸送という2大システムが備わっている。

　同種の物質間に濃度差がある場合、濃度の高いほうから低いほうへ移動して均等にしようとする濃度勾配(→p.66)の性質があり、この現象を拡散とよぶ。受動輸送は、おもにこの拡散を利用する輸送システムをいう。

　細胞膜は、一定の大きさの分子だけが通過できる半透膜で、水(溶媒)および小さな脂溶性分子のみ膜間を移動することができる。この拡散現象を利用した受動輸送を単純拡散という。細胞膜を通過できるのは、酸素や二酸化炭素(炭酸ガス)などの脂溶性物質と、尿素などの、イオンがないごく小さい分子となる(図12-4①)。また同種の物質間で、細胞膜を通過できない大きい分子に濃度差がある場合は、水が濃度の高い方に移動して濃度を均一にしようとする力がはたらくが、この水の拡散現象を浸透という。

　受動輸送では、この拡散と浸透の性質による移動が基本となる。一方の能動輸送は、濃度勾配の性質に逆らって物質を移動させるシステムで、ATPを使用してのエネルギーが必要となる(→p.220)。

図12-4 濃度勾配に従う受動輸送の例

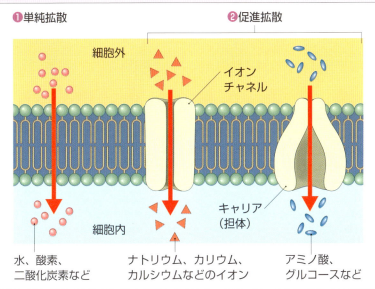

■輸送たんぱく質による受動輸送と能動輸送

水溶性のイオン、グルコースやアミノ酸、ATP（→p.46）など分子量の大きい疎水性物質は、そのままでは細胞膜を通過できない。そのため、細胞膜にあるチャネルやキャリア（担体）という膜輸送たんぱく質により、濃度勾配（→p.66）に従って移動する。これを促進拡散という（図12-4②）。

チャネルは、ナトリウムやカリウムなど、それぞれ特定のイオンに反応し、必要に応じて孔が開閉してイオンを通過させる。また、グルコースやアミノ酸などの大きい分子を細胞膜の表面で結合し、複合体の形で細胞膜の内側へ移動させる輸送たんぱく質をキャリア（担体）という。水分子だけを通過させるキャリアはアクアポリンとよばれ、単純拡散よりもはるかに速く細胞膜を通過させることができる。

一方、能動輸送では、ポンプとよばれる膜輸送たんぱく質により、細胞膜内外の濃度勾配に逆らって、濃度が低いほうから高いほうへと輸送することができる。おもにATPアーゼという酵素が膜輸送たんぱく質となり、ATPを加水分解してエネルギー反応を生む。このエネルギーを使用して、水溶性イオンなどを強制的に移動させる。代表的なものに、ナトリウム-カリウムポンプがあり、濃度差に関係なくナトリウムイオン（Na^+）を細胞外へ、カリウムイオン（K^+）を細胞内へ送ることで、細胞内外のこれらのイオンの濃度差を保つように調節されている（図12-5）。

図12-5 ナトリウム-カリウムポンプのしくみ

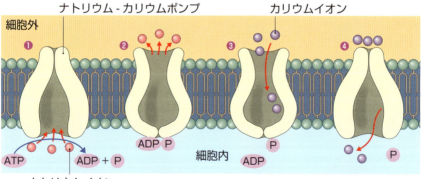

❶ATPによるエネルギーを使用して、ナトリウム-カリウムポンプ内にナトリウムイオンを取り込む。
❷ATPが分解されてADPとリン酸（P）ができ、ナトリウムイオンを細胞外へ放出する。
❸細胞外からカリウムイオンを取り込む。
❹カリウムイオンおよびリン酸を細胞内に放出する。

■細胞膜間のイオンの移動により電気信号がつくられる

　細胞膜間のイオンの移動は電気をつくり出し、電気信号による神経の迅速な情報伝達を可能にしている。

　通常、体内のイオンは細胞内外に電気を帯びた状態で存在しており、細胞内はカリウムイオン（K⁺）、細胞外はナトリウムイオン（Na⁺）が多い状態に保たれている。そのイオンバランス（→p.108）により、細胞内はマイナスの電位（静止電位）に保たれている。この状態を分極という。

　そこに刺激が伝わると、ナトリウムイオンチャネルが活性化して開き、プラスイオンのナトリウムイオンが細胞内に流れ込み、細胞内はプラスの電位に変化する。この状態を脱分極といい、脱分極電位が閾値を超えると活動電位が発生して、電気信号が流れるようになる。

　すると、細胞内がプラス電位になった状態をもとのマイナス電位状態に戻そうとする力がはたらき、チャネルの状態が変化して細胞内からカリウムイオンが流出し、細胞内は再びマイナスの電位となる（図12-6）。このプラス電位からマイナス電位への変化を再分極という。

　このような、分極→脱分極→再分極による電位の変化を活動電位という。

図12-6 イオンの移動による活動電位の発生

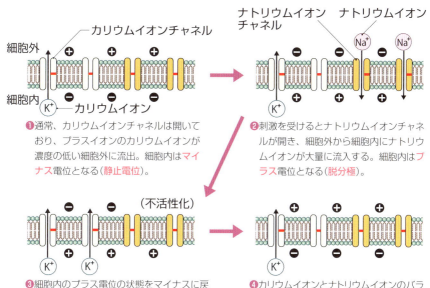

❶通常、カリウムイオンチャネルは開いており、プラスイオンのカリウムイオンが濃度の低い細胞外に流出。細胞内はマイナス電位となる（静止電位）。

❷刺激を受けるとナトリウムイオンチャネルが開き、細胞外から細胞内にナトリウムイオンが大量に流入する。細胞内はプラス電位となる（脱分極）。

❸細胞内のプラス電位の状態をマイナスに戻す力がはたらき、ナトリウムイオンチャネルが閉じてカリウムイオンチャネルが開き、細胞内からカリウムイオンが流出する。

❹カリウムイオンとナトリウムイオンのバランスがもとに戻り、カリウムイオンチャネルのみが開いた状態、つまり静止電位に戻り、細胞内はマイナス電位となる。

細胞分裂と細胞周期

■細胞周期という分裂サイクルが繰り返される

　1つの細胞が分裂して2つ以上の新しい細胞になることを、**細胞分裂**という。ただ単純に2つ以上に分かれるわけではなく、核と細胞質が均等に分裂し、もとの細胞と同様の新しい細胞に増殖する。

　細胞分裂には、**細胞周期**とよばれる分裂サイクルがあり、大きく**細胞分裂期**と**間期**に分かれる。**細胞分裂期**は、細胞の核と細胞質の分裂が行われる期間で、M期とよばれる。

　また、**間期**は、細胞分裂が完了した後、次の分裂に入るまでの準備期間で、G1期、S期、G2期という3つの時期に分けられる。G1期は分裂に必要となる分子の合成、貯蔵をしてS期への準備を行い、S期ではDNAの合成が行われる。そして、G2期は、ミトコンドリアの分裂など、M期で有糸分裂に入るための最終準備を行う時期となる。

　M期で細胞分裂が完了した後、G1期へと戻るサイクルが繰り返されるが、新しい細胞周期に入らず、G0期とよばれる長期間の休止期に入る場合もある（図12-7）。

図12-7 細胞周期

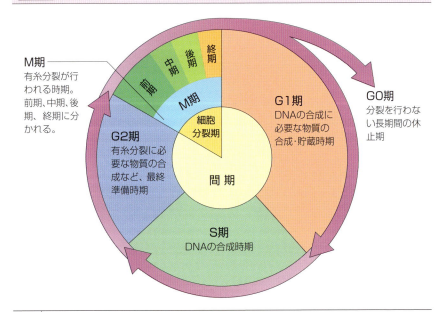

■染色体を分離する有糸分裂

　細胞分裂は、大きく**体細胞分裂**と**減数分裂**に分けられる。**体細胞分裂**は、分裂前と同じ細胞が複製される分裂で、多くの細胞で行われるものである。一方、**減数分裂**は、卵子や精子など生殖細胞を形成するときに分裂する特殊な細胞分裂をいう（→p.182）。

　細胞分裂の際、分裂前の細胞を**母細胞**、新しくできる細胞を**娘細胞**という。細胞には、染色体を分離する紡錘体という組織があるが、紡錘体により染色体を娘細胞に分離する過程を、**有糸分裂**という。

　有糸分裂は、分裂過程によって前期、中期、後期、終期に分けられる。前期では、中心体が分離して星状体が形成され、有糸紡錘体が形成される。前期の後半には核小体が消失する。中期では、紡錘体の中心に染色体が一列に整列する。染色体の分配が行われると後期となり、両端方向に引っ張られるような形で染色体が分離し始める。そして終期では、染色体が両端に移動した後、娘細胞に核膜が形成されて染色体がもとの構造に戻り核小体ができる。最後に細胞質が分離してもとと同じ２つの細胞になり、細胞分裂が完了となる（図12-8）。

図12-8 有糸分裂のしくみ

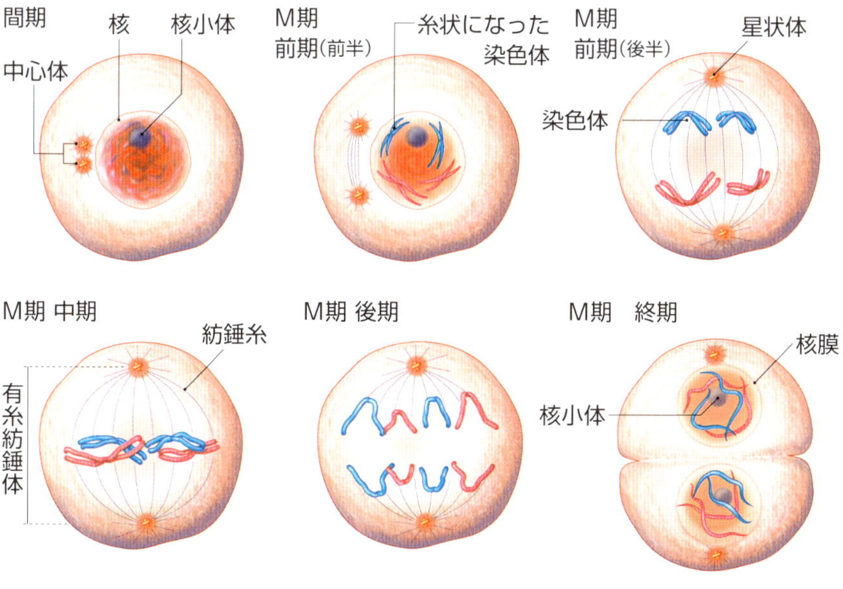

12章のまとめ

細胞の機能と構造
- 細胞は生物の最小単位で、特定の機能をもった細胞が集まって組織をつくり、組織が臓器をつくり、ヒトのような多細胞生物が形づくられる。
- 細胞はすべて、たんぱく質、核酸、脂質、糖質などの分子で構成され、なかでもたんぱく質は、多くの生理機能を調節して生命を維持している。
- 細胞は、細胞膜、細胞質、核で構成される。

細胞膜の機能と構造
- 細胞膜は、細胞内部の保護、細胞の内部と外部間の物質輸送、ほかの細胞からの情報を細胞内部へ伝達する3つの役割がある。
- 細胞膜はリン脂質を主成分とする2層の脂質膜構造で、脂溶性物質は自由に通過できるが、水溶性物質は通過できないという性質がある。
- 細胞膜の表面には、糖たんぱくによるさまざまな種類の分子が分布しており、それにより細胞の細かい種類などを識別することができる。

細胞膜の輸送システム
- 細胞膜には、受動輸送と能動輸送という物質輸送システムが備わる。
- 受動輸送は濃度勾配に従った拡散現象による輸送システムで、酸素や二酸化炭素などの脂溶性物質と、イオンのない小さい分子のみ通過できる。
- 細胞膜を通過できない大きい分子に濃度差がある場合は、浸透圧によって水が濃度の高いほうに移動して濃度を均一にする作用がはたらく。
- 電荷をもつ物質(イオン)や分子量が大きい物質は、細胞膜上のチャネルやキャリア(担体)という輸送たんぱく質により、濃度勾配に従って細胞膜間を移動する。
- 能動輸送は、ポンプとよばれる輸送たんぱく質により濃度の低いほうから高いほうへ物質を移動するシステムで、ATP使用によるエネルギーが必要となる。
- 通常はマイナスの電位に保たれている細胞内が、イオンチャネルが開くことでイオンが流出入してプラスの電位に変化する(脱分極)。この電位が閾値を超えると活動電位が発生して情報伝達が可能となる。

細胞分裂と細胞周期
- 1つの細胞が分裂し、もとの細胞と同様の2つ以上の新しい細胞に増殖することを細胞分裂という。
- 細胞分裂には細胞周期とよばれる分裂サイクルがあり、細胞の核と細胞質の分裂が行われる細胞分裂期と、細胞分裂完了後に次の分裂までの準備期間となる間期に分けられる。

13章

薬理学の基礎

- 薬はどこに作用するか……………………………… 226
- 薬はどのように作用するか………………………… 228
- 薬物の形態と投与ルート…………………………… 229
- 薬の投与から排泄まで……………………………… 230
- 薬の作用効果………………………………………… 235
  - コラム●耐性と依存……………………………… 236
- 創薬プロセス………………………………………… 237
- よく使われる略語…………………………………… 238

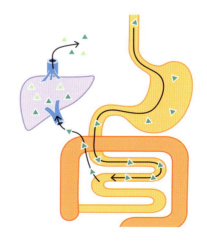

薬はどこに作用するか

■たんぱく質や酵素などに作用して薬効を発揮

　体を動かしたり、ウイルスなどの侵入物から守ったりするなど、生命活動や生命維持のために、体内では、絶えずホルモン（→p.158）や酵素、サイトカイン（→p.88）などの情報伝達物質による化学反応が起こっている。薬（薬物）は、この化学反応に介入することで、本来のはたらきを強めたり抑えたりする作用をもつ、天然または人工の化学物質である。

　薬が直接はたらきかける部分を**作用点**あるいは**作用標的**といい、**細胞膜**および**細胞内**にあるたんぱく質、細胞膜の**脂質**、細胞内の**酵素**や**核酸**などがあげられる。なかでもたんぱく質を作用点とする薬が多く、ホルモンやサイトカインなどの情報伝達物質と結合して細胞に情報を伝える**受容体**（→p.160）が深くかかわっている。

　受容体に結合する化学物質のことを**リガンド**というが、**受容体**と**リガンド**は分子構造上、特定の住所への手紙とそれを受け取るポストのように、結合相手が決まっている。受容体に特定のリガンドが結合することで、細胞内に情報が伝えられ、細胞の機能が変化してさまざまな効果が発現するしくみとなっている（図13-1）。その点から、どのような作用、薬効を及ぼしたいかによって、標的器官に応じたさまざまな薬が開発されている。

図13-1 薬（リガンド）と受容体の作用

●細胞膜受容体に作用する薬の例
（Gたんぱく質共役型・図13-2参照）

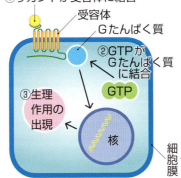

●細胞内受容体に作用する薬の例

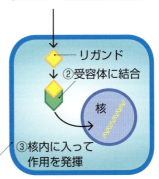

GTP（グアノシン三リン酸）…ATPと類似した構造をもつ化合物。GDPに分解される際にエネルギーを放出する。シグナル伝達系（→p.160）にも関与する。

■いろいろな受容体が薬物の標的になる

受容体は、図13-1のように細胞の表面にある細胞膜受容体と、細胞内部にある細胞内受容体に大きく分けられる。

細胞膜受容体は、細胞膜の表面にあり、血中などを移動してきたリガンドはターゲットの受容体にそのまま結合することができる。細胞膜受容体には、作用のしくみにより、イオンチャネル型、情報転換型（Gたんぱく質共役型）、酵素（チロシンキナーゼ）活性型の3種類がある。

イオンチャネル型は、リガンドが結合するとイオンチャネルが開き、活動電位が発生して情報が伝達され（→p.221）、効果が発現する（図13-2①）。

情報転換型は、リガンドの結合により細胞膜にあるGたんぱく質が活性化され、それにより生成される情報伝達物質（セカンドメッセンジャー）により機能が発現するようになる（図13-2②）。Gたんぱく質の活性化にかかわる薬物は非常に多いとされている。

酵素活性型は、リガンドの結合により細胞内の酵素チロシンキナーゼが活性化することで情報が伝達される（図13-2③）。増殖因子や造血因子、サイトカイン類がこの形式である。

一方、細胞内受容体は、細部内部の細胞質および核の表面にあり、リガンドが結合すると核内のDNAにはたらきかけて作用が発揮される。細胞膜は脂質二重層構造（→p.216）をしていることから、細胞内受容体にはステロイドのような脂溶性のリガンドだけが脂質を通過して結合することができる。

図13-2 細胞膜受容体の種類

❶イオンチャネル型

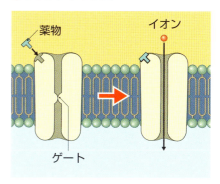

❷情報転換型（Gたんぱく質共役型）

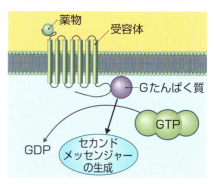

❸酵素（チロシンキナーゼ）活性型

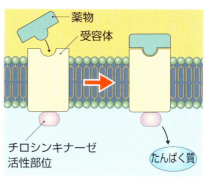

薬はどのように作用するか

■受容体への薬の作用のメカニズムは２種類

受容体に結合して細胞の機能変化をもたらす薬は、アゴニスト（作動薬）とアンタゴニスト（拮抗薬）の２種類に分類される。

アゴニストは刺激薬ともいわれ、生体内のリガンドと同様に受容体と結合することで、細胞を刺激して作用を強める効果をもつ薬をいう（図13-3①）。一方のアンタゴニストは、リガンドが受容体に結合するのをブロックして効果の発現を妨げる薬をいう（図13-3②）。その機能から遮断薬、ブロッカーともよばれる。

アゴニストのなかには、受容体との結合力（親和性）を弱めて作用を弱く抑えるパーシャルアゴニスト（部分作動薬）、100％の強力な効果を示すフルアゴニスト（完全作動薬）、結合することで逆に活性を抑制するインバースアゴニスト（逆作動薬）などもある。

また、アンタゴニストには、受容体の結合部を本来のリガンドと競合する競合的アンタゴニストのほか、受容体とは別の場所に作用して受容体の構造を変化させ、リガンドが結合しないように妨げる非競合的アンタゴニストもある（図13-3③）。

図13-3 アゴニストとアンタゴニスト

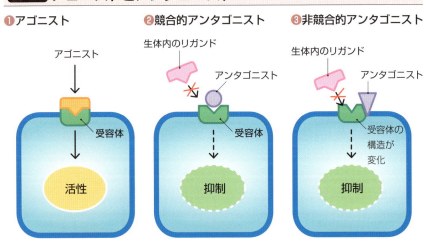

ヒスタミンH_2受容体拮抗薬のシメチジンは、胃の壁細胞にあるH_2受容体に結合し、ヒスタミンに拮抗することで胃酸分泌過多を抑制する、競合型アンタゴニストである。

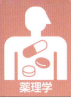

薬物の形態と投与ルート

■剤型と投与方法

体内に薬を投与する方法は、薬が作用点に行くまでのルートによって、**全身投与**と**局所投与**に大きく分けられる。全身の血液循環により薬を作用点に届けるのが**全身投与**で、経口薬（内服薬）、注射薬、坐薬などが用いられる。一方、**局所投与**は体の一部の範囲に使用が限られ、貼付薬、塗布薬、吸入薬などの外用薬が使用される。全身投与のほうが薬効は高い分、副作用も現れやすい。

全身投与では、口から入る**経口薬**と、注射薬、坐薬といった**非経口薬**とで吸収パターンや利点などが異なる。**経口薬**は、もっとも一般的で、下表のように剤型も多く使用しやすいが、体の状態や一緒に摂る食物などにより吸収に差が出るのが特徴である。**非経口薬**は、経口薬よりも吸収率が高く、効果がすばやく発現する。注射薬はとくに緊急時に有効な方法だが、副作用も現れやすく、投与量や血中濃度などに配慮する必要がある。

これらの特徴や利点、欠点などを考慮して、投与方法、薬の形態などを検討する必要がある。

●投与ルートと薬の形態によるおもな薬の分類（p.238も参照）

投与ルート		薬の形態・注射方法		特徴
全身	経口	経口薬	錠剤	量を一定に維持でき、長時間効くようにするなど加工しやすい。
			カプセル剤	薬の味を隠して飲みやすくし、効果時間を調節できる。
			散剤	比較的吸収が速く、効果の発現も速い。分量調節も容易。
			液剤	吸収が速く、高齢者や小児でも飲みやすい。長期保存できない。
	非経口	注射薬	静脈注射	血液に直接入るため、効果がもっとも速く現れる。
			皮下注射	皮下注射は、皮膚と筋肉の間にある皮下組織に、筋肉注射は筋肉内に注射。静脈注射に比べ、時間をかけて吸収するため、作用が徐々に現れ、効果が長く続く。
			筋肉注射	
		坐薬		直腸から吸収され、効果が現れるのが速い。常温保管できない。
局所		外用薬	貼付薬	皮膚から徐々に成分が吸収されるため、効果が長く続く。
			塗布薬	おもに皮膚用の薬。皮膚に直接塗り込む。
			吸入薬	薬を霧状・粉状にして口から吸い込み、気道や肺の局所に作用させる。

薬の投与から排泄まで

■薬の体内での動きを4つのプロセスで理解

　投与された薬の効果を測るうえで、血液中にどの程度その薬の成分が含まれているか、および薬が血液循環から標的器官へ移行することが重要であり、それらの指標として薬物の血中濃度が重要となる。それを知るためには、まず体の中での薬の動き（薬物動態）を理解する必要がある。

　体内に入った薬は、経口投与の場合は腸から吸収されて、あるいは静脈内投与の場合はただちに血液循環によって全身をめぐり、その薬の血中濃度が上昇していく。そして標的器官で作用した後、代謝および排泄されて徐々に血液中からなくなり、血中濃度は下がっていく。

　薬がどのように吸収され、標的器官（作用点）でどの程度効果を発揮し、どのように分解され、そして排泄されるかという体内での薬の動きは、大きく「吸収」「分布」「代謝」「排泄」という4つのプロセスで表される（図13-4）。これらのプロセスの英語の頭文字をとってADME（アドメ）ともよばれている。

図13-4 吸収→分布→代謝→排泄の流れ

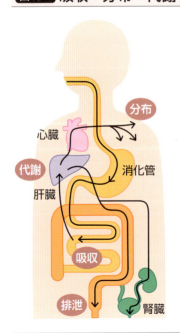

吸収（Absorption）
体内に入った薬が、どこ（消化管、とくに腸内粘膜など）から、どのように、どの程度血液中に入るか。

分布（Distribution）
血液中の薬の成分が血液循環によって作用点にたどり着いているか。作用点でどのように広がっているか。

代謝（Metabolism）
薬はおもに肝臓で分解されるが、どのタイミングで、どのように、どの程度分解されるか。

排泄（Excretion）
尿などによって薬が体外に排出される。タイミングよく排泄されずに、体内に留まると副作用などの原因に。

■薬の成分が全身循環の血液中に移る「吸収」

　薬の成分が血液中に入ることを「**吸収**」というが、経口薬の場合は、おもに小腸の**腸管粘膜**の細胞膜を通過して血管まで移動する。細胞膜を通過するしくみは薬の成分が水溶性か脂溶性かにより、大きく**受動輸送**と**能動輸送**（→p.219）に分けられる。

　受動輸送は濃度勾配を利用した細胞膜の透過システムで、薬成分が脂溶性で一定の大きさのものは単純に濃度の**低い**ほうへ移動し（**単純拡散**）、水溶性のものおよび脂溶性でも分子量が大きいものは、**チャネル**および**キャリア**とよばれる輸送体（トランスポーター）を介して濃度の**低い**ほうへ移動する（**促進拡散**）。これに対し**能動輸送**は、ポンプ機能をもつ**輸送体**を介し、濃度勾配に逆らって細胞膜を通過する方法である（→p.220）。

　この細胞膜での移動の際、薬は溶解されている必要があるが、薬の溶解速度は胃の内容物、消化管の運動具合、吸収部位でのpHなどに影響を受け、腸管粘膜での吸収速度にも差が生じる。

　また、腸管粘膜から吸収された薬は、門脈を通ってまず**肝臓**に運ばれるが、**肝臓**にある代謝酵素によって代謝・不活性化される。このように**肝臓**で代謝されて、全身の血液循環に入る前に薬の成分量が減量されることを、**初回通過効果**という（**図13-5**）。

　投与量に対して全身循環血中に薬の成分がどの程度吸収されるか（生体内利用率）は一定ではないため、これらの要素にも注意する必要がある。

　また、同じ薬剤でも薬効に個人差が生じるのは、肝臓内の薬物代謝酵素群の活性量が個々人の遺伝子型によって異なることが一因である（→p.233）。

図13-5 初回通過効果

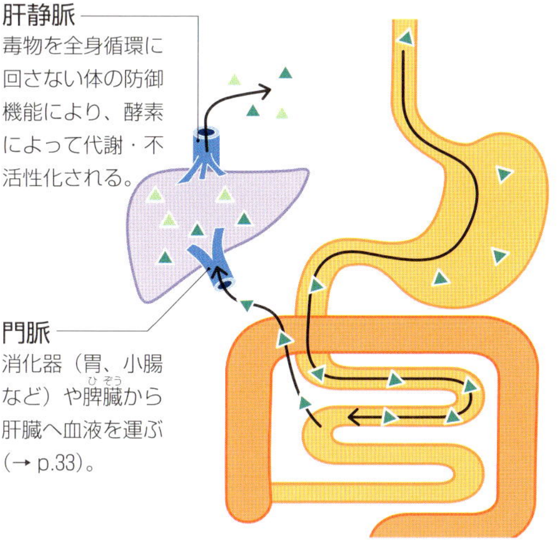

肝静脈
毒物を全身循環に回さない体の防御機能により、酵素によって代謝・不活性化される。

門脈
消化器（胃、小腸など）や脾臓から肝臓へ血液を運ぶ（→p.33）。

■血中のたんぱく質と結合して作用点まで移動

　吸収により血中に入った薬の成分は、全身をめぐる血液循環によって作用点まで運ばれる。これを「分布」という。

　薬の成分の多くは、血中でアルブミンなどの血漿たんぱく（→p.86）と一定の割合で結合した状態となる。血漿たんぱくと結合しているものを結合型、結合していないものを遊離型という（図13-6）。遊離型は、細胞膜や血管壁を通過することができるが、結合型は分子が大きいため、結合したままでは通過できない。結合型と遊離型の割合は一定であるため、血中の遊離型が減ると、結合している薬成分が血漿アルブミンから離れて遊離型となる。

　薬の種類によってたんぱく質との結合率は異なるため、たんぱく質は分布に大きくかかわる因子となる。結合型はその分子の大きさから、肝臓や腎臓の組織にも移動することができず、「代謝」や「排泄」もされにくい。そのため、結合率の高い薬は代謝・排泄される分も少なく、長時間の作用が期待できる。逆に結合率が低い薬の場合は、多くの成分が効果を発揮する半面、代謝・排泄される量も多く、体内からなくなる時間も早くなる。

　また、重要な器官である脳には、体外の異物から脳を守るシステムがある。全身の組織を循環する血液と脳内の血液には血液-脳関門（BBB）というバリアー機能があり、薬が脳の中へ入るのを防いでいる。そのため、脳に作用する薬は、このバリア機能を突破するような設計が必要となる。

図13-6 薬成分とたんぱく質結合

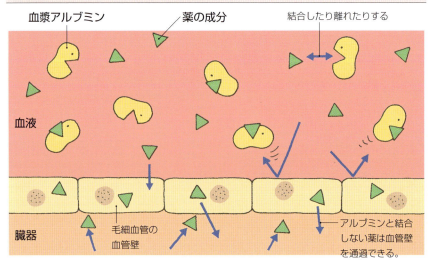

■排泄しやすいように構造変化させる「代謝」

　薬は、本来は体内に存在しない異物で、役割を果たした後は体外にすみやかに排泄する必要がある。しかし、水溶性の薬はそのまま尿として排泄されやすいが、薬の多くは脂溶性で、そのままでは排泄されずに体内に留まってしまう。そのため、脂溶性の薬は、尿や便として排泄されやすいように水溶性の物質に変化させる必要がある。排泄されやすいように薬の構造を変化させることを「代謝」という（図13-7）。

　代謝には体内の酵素が大きくかかわっているが、なかでも薬の代謝をメインとしているのが、肝臓に多く存在するチトクロームP-450（CYP）という酸化酵素である。そのため、薬の代謝はおもに肝臓で行われる。

　代謝における化学反応は、大きく酸化、還元、加水分解、抱合という過程に分かれ、酸化、還元、加水分解を第一相反応、抱合を第二相反応という。CYPは、第一相反応の酸化を引き起こし、薬を不活性化して水溶性にするはたらきがある。また、その反応より生じた代謝物の一部は、グルクロン酸やグリシンなどの抱合酵素と結合し（第二相反応）、より溶解して水に溶けやすい形となる。

　CYPは30種類以上のタイプがあるといわれる。たとえばCYP1A2はカフェインやテオフィリン、CYP2E1はアルコールというように、さまざまな化学物質を代謝できる。ただし、遺伝や人種、性別などによって個人差があり、一部のタイプの酵素が欠損、あるいは少ない人もいることが知られている。そのため、ある薬で思ったような効果が得られなくても、同じ効果のある別の薬で高い効果が現れるというケースもある。（→p.231）

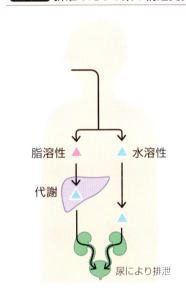

図13-7 排泄のための薬の構造変化

脂溶性 ▲　水溶性 ▲
代謝
尿により排泄

● 薬物代謝における化学反応

反応過程		どのような反応か
第一相反応	酸化	酸素が結合され、別の化合物として変化する反応。
	還元	化合物から酸素が切り離され、別の化合物に変化すること。
	加水分解	エステルなどの塩基類が水と反応して分解されること。
第二相反応	抱合	薬またはその代謝物がグルクロン酸、グリシンなどと結合する反応。

■尿または便から「排泄」

　薬の多くは肝臓で代謝された後、体外に排出される。これを「排泄」といい、おもに腎臓から尿中に排出される腎排泄と、肝臓から胆汁中に排泄され、便として体外に出される胆汁排泄がある。

　水溶性が高く代謝されていない未変化体のものや、肝臓で代謝されて水溶性に変化した代謝物は腎排泄により排泄され、薬のほとんどがこの経路をたどる。腎臓から尿中への排出は、ほかの体内の有害物と同様に「糸球体による濾過」「近位尿細管への分泌」「遠位尿細管からの再吸収」の順に考えることができる（図13-8）。

　血流によって腎臓まで送られた薬は、糸球体で濾過されてからほかの不要物と一緒に尿管へと運ばれる。次に、糸球体から濾過されたものは近位尿細管を通って尿管まで送られるが、近位尿細管には、濾過されずに血液中に漏れ出た異物（薬の成分）を能動輸送（→p.220）によって隣接の毛細血管から尿中へと戻すはたらきもある。そして尿として排出される前に、遠位尿細管で薬の成分が再吸収され、血液中に戻ることもある。

　腎排泄以外で多いのが胆汁排泄で、肝臓で代謝された後、グルクロン酸などによって抱合されて胆汁中に排泄され、糞便として体外に出される。

図13-8 腎臓での薬の排泄処理の流れ

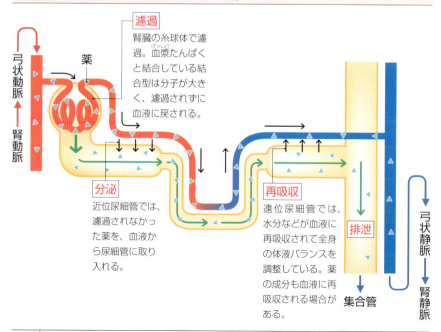

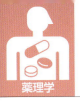

薬の作用効果

■薬物動態と薬力学を合わせて解析して効果を測る

薬の作用効果は、体内に入った薬がどのような経路で、どのくらいの間存在しているか、実際に薬が作用点でどの程度作用したかなど、薬物動態と薬力学の両方を考慮することが重要となる。この両者を合わせた考え方を PK/PD 理論という。

PK は、薬物動態を意味する Pharmacokinetics の略で、薬剤の用法および用量と血中薬物濃度の時間推移との関係を、PD は薬力学を意味する Pharmacodynamics の略で、薬物濃度と薬の効果との関係を表す。これらを合わせ、その薬の投与方法、血中濃度、薬効強度などにどのような関連があるか調べることで、医薬品の開発の成功率を高めるほか、有効性および安全性をもつ薬の用法、用量のエビデンス（化学的根拠）情報となる。

PK/PD 理論が抗菌薬の作用を測るのに応用された例を紹介する。抗菌薬の作用は、細菌の増殖を抑えるために必要な最小の薬物濃度を指す最小発育阻止濃度(MIC)という指標が重要となる。MIC の値が抗菌薬の濃度よりも高いと菌が増殖していくが、Cmax（最大血中濃度）、作用時間（t）という PK（薬物動態）の要素をプラスして考えることで、適切な薬の投与方法の設定が可能となる（図13-9）。

図13-9 PK/PD 理論による血中濃度の推移（抗菌薬や抗がん剤）

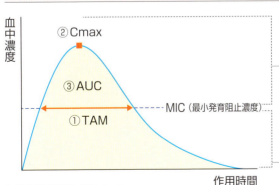

作用効果に重要なパラメーター
① Time above MIC (TAM)：MIC より高い血中濃度の時間
② Cmax：最大血中濃度
③ AUC (Area Under the serum concentration time Curve)：①と②の間の量

● 抗菌薬には「濃度依存性」と「時間依存性」の2タイプがあり、重要なパラメーターが異なる。

— 濃度依存性では、Cmax と MIC の比率、あるいは AUC と MIC の比率から、どれだけ高い血中濃度になったかを指標とする。1回投与量を増やして調整するのがポイント。

— 時間依存性では、TAM をどれだけ維持したかが指標となる。1回投与量より投与回数を増やすことがポイント。

■どの薬にも主作用だけでなく複数の作用がある

薬による作用は、作用の仕方や部位、範囲、経過時間などによって分けることができる。

目的となる作用効果を**主作用**といい、それ以外の作用は**副作用**といわれる。**副作用**については、薬の開発（創薬→p.237）の際に臨床試験において安全性が確認され、問題のない範囲で製品化されるが、副作用のすべてが有害というわけではない。たとえば「眠気」はよくある副作用だが、「車の運転」や「試験」などの際には支障が及ぶが、体を休めるために眠る場合にはよい方向にはたらく作用となる。

どのような薬でも「作用は唯一でなく、複数の作用を生じる」といわれており、生体に悪影響を及ぼす作用は有害作用あるいは毒性であり、ヒト臨床で見出された場合は、有害事象として報告される。

●おもな薬理作用

作用		効果
有効性	主作用	治療の目的となる有効な作用。
	副作用	治療の目的とは関係のない作用、あるいは目的に反する悪い作用。
作用の現れ方	興奮作用	細胞や器官のはたらきを高め、機能を活性化させる作用。
	抑制作用	細胞や器官のはたらきを低下させて、機能を抑制する作用。
神経系への関与	中枢作用	中枢神経にはたらきかけて、目的の細胞や器官に作用する。
	末梢作用	末梢に直接作用する。
作用範囲	全身作用	全身の血液循環に乗って全身に分布して作用を及ぼす。
	局所作用	直接目的の部位に、局所的に作用する。
発現時間	即効性作用	薬を投与後、すぐに効果が現れる。
	遅効性作用	投与後、すぐには効果が現れず、徐々に効果が出てくる。
持続時間	一過性作用	一時的に作用してすぐ効果がなくなる。
	持続性作用	作用が長時間に及ぶ。

耐性と依存

情報伝達物質による刺激が抑制される薬を使用するうち、体が受容体の数を増やして対応しようとする場合がある。受容体数が増加すると刺激を受け取りやすくはなるが、その分、同じ量の薬では効果が出なくなっていく状態に陥る。これを「耐性の獲得」という。この状態で薬を止めると、受容体が増加した状態での刺激の受け取りに慣れた細胞が過剰に反応し、薬の効果がなくなると離脱症状が現れるようになる。この状態を「依存」といい、受容体数が適切な数に戻るまで続く。

創薬プロセス

■遺伝子組み換え医薬と低分子医薬

　新しい薬が製品となるまでの、新しいターゲット(標的分子)の発見、ターゲットに目的の効果を及ぼす化合物の設計などから着手され、医薬として承認されるまでの一連の過程を「創薬」という。これには、おおよそ10年から20年という長い年月と、数十億から数百億の莫大な開発予算がかかるといわれる。創薬のプロセスには、大きく「基礎研究」「非臨床試験」「臨床試験(治験)」「承認審査」「製造販売後調査」の5つの流れがあり、この流れを基準として新薬の開発が進められていく(図13-10)。

　現在、医薬品の多くは低分子医薬で、創薬プロセスもこれを基準としている。低分子医薬は、少数の原子が組み合わさったごく小さい物質でつくられた医療薬だが、近年では、千〜万単位の原子が組み合わさった中分子および高分子医療薬、なかでも遺伝子組み換え技術によるバイオ医療薬の開発が進んでいる。均質で高純度の遺伝子組み換え医薬を製造する場合は、低分子医薬の何倍もの高度な技術、難解な製造工程、コストが必要となるが、より効果の高い医薬が期待できる。ヒト体内の遺伝子産物を組み換え医薬にして開発する場合は、本来の天然型のたんぱく質との構造や活性、代謝などの同等性が厳しく調べられる。

図13-10 新薬ができるまでの流れ

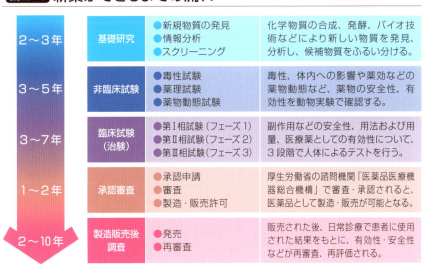

期間	段階	内容	説明
2〜3年	基礎研究	●新規物質の発見 ●情報分析 ●スクリーニング	化学物質の合成、発酵、バイオ技術などにより新しい物質を発見、分析し、候補物質をふるい分ける。
3〜5年	非臨床試験	●毒性試験 ●薬理試験 ●薬物動態試験	毒性、体内への影響や薬効などの薬物動態など、薬物の安全性、有効性を動物実験で確認する。
3〜7年	臨床試験 (治験)	●第Ⅰ相試験(フェーズ1) ●第Ⅱ相試験(フェーズ2) ●第Ⅲ相試験(フェーズ3)	副作用などの安全性、用法および用量、医療薬としての有効性について、3段階で人体によるテストを行う。
1〜2年	承認審査	●承認申請 ●審査 ●製造・販売許可	厚生労働省の諮問機関「医薬品医療機器総合機構」で審査・承認されると、医薬品として製造・販売が可能となる。
2〜10年	製造販売後 調査	●発売 ●再審査	販売された後、日常診療で患者に使用された結果をもとに、有効性・安全性などが再審査、再評価される。

よく使われる略語

■生命科学・医科学分野で使われる略語(ラテン語・英語)

　生命科学、薬理学、医科学などの領域では、実験記録、研究報告などに共通して使われてきた略語がある。ラテン語は一定の規則性をもっていることなどから、ラテン語を語源としている略語が多く、学術用語としてよく使用されている。それらの一覧をまとめたのが次の表である。なお、医療現場ではこれらとは別のラテン語に由来する略語が医療記録等に使われることがある。

略語	由来	意味
実験の形態		
in vivo		生体内で、生体内にある状態で
in vitro		生体外で、生体外にある状態で、試験管内で
in situ		本来の場所にて、原位置で、そのままの状態で、系中で
ex vivo		生体外で、生体外に取り出して
in silico		コンピュータによって
de novo		新規の、初めから、新たに
in utero		子宮内で、誕生以前に
in vacuo		真空内で、真空中で
投与ルート		
i.v.	intravenous	(経)静脈内投与、点滴投与
i.a.	intra-arterial	(経)動脈内投与
s.c.	subcutaneous	皮下投与
p.o.	per os	経口投与
i.p.	intraperitoneal	腹腔内投与
i.m.	intramuscular	筋肉内投与
i.c.	intracardiac	心臓内投与
i.o.	intraosseous	骨内投与
i.d.	intradermal	皮内投与
i.t.	intrathecal	くも膜下(腔)投与
v.e.	intravesical	膀胱内投与

略語	由来	意味
処方・用量		
s.i.d.	semel in die	1日1回
b.i.d.	bis in die	1日2回
t.i.d.	ter in die	1日3回
q.i.d.	quater in die	1日4回
b.t.i.d.	bis terre in die	1日2〜3回
t.q.i.d.	ter quaterve in die	1日3〜4回
q.	quaque	〜ごと
p.d.,q.d.	per diem,quaqua die	毎日
q4.h.	quaque 4 hora	4時間ごと
bis in 7d	bis in septem diebus	週2回
dieb. tert.	diebus tertiis	3日ごと
m.	mane	朝
mer.d.	merdie	昼
v.	vespere	夕
MA.	morgens abends	朝夕
n.	noctis	夜
s.ss.	semissem	半分
dim.	dimidius	半分の
そのほか		
et al.	et alii (aliae, alia)	およびその他
vice versa		反対に、逆に、その逆も同じく
ibid.	ibidem	同書に、同じ場所に
i.e.	id est	すなわち、換言すれば
per se		それ自体、本来は
ca.	circa	およそ、約
cf.	confer	参照せよ、比較せよ

薬理学

おわりに

　本書には、これまで多くの科学者によって明らかにされてきたことが記載されております。そして生理学、生命科学の探求は今も止むことはなく、まだまだ現在進行形で展開中です。その主役は、皆さんになるかもしれません。

　生理学の分野では、日々進歩する最先端の技術に支えられて、今後も膨大な知識が蓄積されていくのは間違いありません。たとえば、ゲノム情報を活用するオミクス（Omics）が出現しました。オミクスとは、同時かつ網羅的な生体分子群の同定法のことです。遺伝子、たんぱく質、代謝産物、転写産物を対象にしたオミクスは、それぞれゲノミクス、プロテオミクス、メタボロミクス、トランスクリプトミクスとよびます。オミクスによって、たった1滴の血液や尿、ごく少量の生体組織があれば、その中に存在する何百、何千、何万という分子の種類や存在量があきらかになります。

　さらに、それらの分子間相互作用について、データベースや数理科学の助けを得ながら調べるパスウェイ分析（Pathway analysis）などもさかんに実施されています。その結果、細胞、組織、臓器のはたらきや状態があきらかになります。疾患・病態の理解を進める臨床科学において、このように「点と点を結ぶ」ようにして膨大な数の分子と分子のつながり（ネットワーキング）を知ることがますます重要になります。生理学で扱う分子機能の概念も変貌していく可能性があります。このような先端科学に従事する際に、本書にまとめられた基礎的で広範な情報をすぐに活用できるようにしておくことは、とても大事なことになりましょう。さまざまなシーンの中で本書を役立てていただければ幸いです。

　最後に、本書が世に出るまでに多くの労苦を注いだすべての皆様に御礼を申し上げます。

加藤　尚志

参考文献

岡田忠，菅屋潤壹　監訳　『コスタンゾ明解生理学』　エルゼビア・ジャパン株式会社，2007年
小澤瀞司，福田康一郎　監修　『標準生理学　第8版』　医学書院，2014年
笠倉新平　編集　『サイトカイン　改訂新版』　日本医学館，2007年
片桐康雄，飯島治之，片桐展子，尾岸恵三子　監訳　『ヒューマンボディ　原著第3版　からだの不思議がわかる解剖生理学』　エルゼビア・ジャパン株式会社，2010年
鯉淵典之，栗原敏　監訳　『リッピンコットシリーズ　イラストレイテッド生理学』　丸善出版株式会社，2014年
佐伯由香，細谷安彦，高橋研一，桑木共之　編・訳『トートラ人体解剖生理学　原書9版』　丸善出版株式会社，2014年
坂井建雄他著　『系統看護学講座　専門基礎1　人体の構造と機能[1]解剖生理学　第7版』　医学書院，2008年
坂井建雄，橋本尚詞　著　『ぜんぶわかる人体解剖図』　成美堂出版，2010年
竹内昭博　著　『Qシリーズ　新生理学　改訂第5版』　日本医事新報社，2010年
田中千賀子，加藤隆一　編　『NEW薬理学　改訂第5版』　南行堂，2007年
當瀬則嗣　著　『Clinical生体機能学』　南山堂，2010年
増田敦子　監修　『解剖生理をおもしろく学ぶ』　医学芸術社，2008年
安原一　監修　『Qシリーズ　新薬理学　改訂第6版』　日本医事新報社，2015年

索引

数字・欧文

1回換気量	55
ABO式血液型	95
ACE	117
ACTH	163
ADME	230
ADP	46
ATP	37,46,126,219
A細胞	31
BMR	48
B細胞	31,81,89,98,99
CCK	34
CD分類	218
CO_2	52,94
CRH	163
DNA	215,227
D細胞	31
EPO	88,90
FADH$_2$	47
G0期	222
G1期	222
G2期	222
G-CSF	88
Gたんぱく質共役型	227
I細胞	25
M期	222
NADH	47
NK細胞	89,99
O_2	52,94
PaO$_2$	80
PK/PD	235
S期	222
S細胞	25
TCA回路	47
TPO	88
T管	124
T細胞	81,89,98,99
α細胞	31
α受容体	172
β細胞	31
β受容体	172
δ細胞	31

あ

アクアポリン	220
アクチン	125
アクチンフィラメント	123,124,125,126
アゴニスト	228
足細胞	113
アシドーシス	59
汗	134
アセチルコリン	128,140,154
アセドアルデヒド	34
アデノシン三リン酸	46
アドレナリン	153,171,172
アポクリン腺	133
アマクリン細胞	199
アミノ酸	37,42,43,114,170
アミノ酸誘導体ホルモン	160,161
アミラーゼ	41
アルカローシス	59
アルコール	34
アルドステロン	116,169,170
アルブミン	86,232
アロステリック効果	93
アンギオテンシノゲン	117
アンギオテンシンⅠ	117
アンギオテンシンⅡ	117,169
アンタゴニスト	228
アンドロゲン	175,176

い

胃	19,22,159
イオン	66,74,86
イオンチャネル	74,217

イオンチャネル型	227
イオンバランス	108
イオンポンプ	217
胃結腸反射	29
胃酸	24
意識障害	15
胃腺	23
胃相	24
一次運動野	145
一次視覚野	200
一次止血	101
一次精母細胞	176
胃底腺	23
陰茎	185
陰茎海綿体	184,185
インスリン	31,173
インターフェロン	89
インターロイキン	88
咽頭	19,20
咽頭相	21

う

ウィリス動脈輪	78
ウェルニッケ野	145
右脚	72
右心室	68
右心不全	75
右心房	68
うま味	207
ウロビリノーゲン	35,97
ウロビリン	35
運動神経	138,147,148,149
運動性言語中枢	145
運動前野	145
運動単位	127
運動ニューロン	127

え

栄養	190
栄養素	36,46,115
液性免疫	99

エクリン腺	133,134
エストロゲン	175,177,178,186,190,193,194
エネルギー代謝	46
エリスロポエチン	88,90,116,159
遠位尿細管	112,115,116,234
嚥下	21
遠心路	147
延髄	58,143,146,154
塩味	207

お

横隔膜	56
横行細管	124
黄色骨髄	87
黄体	177,187
黄体化	186
黄体期	177
黄体形成ホルモン	165,178
黄体ホルモン	177
オキシトシン	165,194

か

外括約筋	185
外肛門括約筋	29
外呼吸	52,54
外耳	201
概日リズム	162
回旋枝	76
外側半規管	203
回腸	19,26,28
外転神経	149,150
外尿道括約筋	118
灰白質	147
外分泌腺	30
外膜	63
蓋膜	202
海綿骨	131
海綿体	184
外肋間筋	56,57
カイロミクロン	44
化学受容器	58

化学的消化	18,26
過換気症候群	59
下気道	54
蝸牛	201,202
蝸牛神経	202,203
核	124,139,215
顎下腺	20
拡散	53,66,219
核酸	226
核周部	139
核小体	215
拡張期	77
拡張期血圧	67
核内受容体	160
核膜	215
下行性伝導路	147
下垂体	143,159,163,164,165,178
下垂体ホルモン	164
加水分解	233
ガストリン	24,159
ガス分圧拡散	53
下大静脈	62,68
カテコールアミン	171
下腸間膜静脈	33
滑車神経	149,150
活動電位	73,74,128,139,140,141,198,206,221
過分極	221
かゆみ	210
ガラクトース	40
カリウムイオン	65,74,108,114,169,220,221
カルシウムイオン	74,108,126,128
カルシトニン	167,168
感覚受容器	132,198
感覚神経	138,147,148,149
感覚性言語中枢	145
感覚毛	204
間期	222
含気骨	129
還元	233
間質液	65,107,217
冠循環	77

冠状動脈	76
肝静脈	33,231
肝臓	19,32,189,231,233
桿体	199
肝動脈	33,79
冠動脈	76
間脳	143
甘味	207
顔面神経	149,150,208

き

機械的消化	18,26
気管	54
基礎代謝率	48
基底膜	113
気道	54
稀突起膠細胞	139
機能局在	145
機能的残気量	55
キャリア	220,231
嗅覚	198,205
吸気	54
嗅球	205,206
球形嚢	203,204
嗅細胞	205,206
吸収	18,230,231
球状帯	169
嗅上皮	205,206
嗅神経	149,150,206
求心路	147
吸息	54,56,57,59
橋	143,146
胸郭	56,57
胸腔	56
競合的アンタゴニスト	228
凝集	95,100
凝集原	95
狭心症	77
胸髄	143,147
胸腺	159
胸痛	15

曲精細管	176
キラーT細胞	99
キロミクロン	44
近位尿細管	114,234
筋原線維	123,124,125
筋細胞	124
筋周膜	124
筋小胞体	124
筋節	123
筋線維	123,124,127
筋束	123,124
筋肉	122,123,125,127,198

く

空腸	19,26
クエン酸回路	47
薬	226,228,230,235
屈曲反射	148
クプラ	203,204
グラーフ卵胞	187
クリアランス	114
グリコーゲン	40,41
グルカゴン	31,173
グルコース	40,41,46,65,66,78,108,114,170
クレアチニンクリアランス	114
グレリン	23,159,173
グロビン	91,96,97

け

経口薬	229
頸髄	143,147
血圧	67,71,73,116
血液	62,86,87
血液凝固	86
血液凝固因子	100
血液-脳関門	232
血管	63
血管抵抗	67
血球	86
月経	177,186
結合型	232
血漿	65,86,91,107
血小板	86,89,100,101
血栓	100,101
結腸	19
血糖	173,174
解毒	32
嫌気的解糖系	46
減数分裂	182,223
原尿	114

こ

好塩基球	86,89,98
交感神経	80,138,152
交感神経系	153,171
好気的解糖系	46
口腔	19,20
口腔相	21
抗原	86,99
後根	147,151
好酸球	86,89,98
甲状腺	159,166
甲状腺刺激ホルモン	164,165,167
甲状腺ホルモン	166
酵素	226
酵素活性型	227
好中球	86,89,98
喉頭蓋	20
後半規管	203
後負荷	73
呼気	54
呼吸	52,54,56,58,59
呼吸運動	56
呼吸困難	14
呼吸中枢	58
鼓索神経	208
鼓室	201
鼓室階	202
呼息	54,56,57,59
五大栄養素	38
骨格筋	80,122,124
骨格筋循環	80

骨芽細胞	130
骨基質	130
骨吸収	130
骨形成	130
骨細胞	130
骨髄	87,131,189
骨髄系幹細胞	88
骨代謝	130
骨盤神経	118,184
鼓膜	201
固有感覚	198
固有肝動脈	33
ゴルジ装置	215
コルチ器官	202
コルチゾール	163,170
コレシストキニン	25,34,159
コレステロール	35,44
コロニー刺激因子	89

さ

サーカディアンリズム	162
再吸収	114,115,234
最小血圧	67
最小発育阻止濃度	235
臍静脈	191
臍帯	190
最大血圧	67
臍動脈	191
サイトカイン	88,89
細胞	214,215
細胞外液	107
細胞質	215
細胞周期	222
細胞傷害性T細胞	99,218
細胞性免疫	99
細胞体	139
細胞内液	107,217
細胞内受容体	227
細胞表面マーカー	218
細胞分裂	222
細胞分裂期	222

細胞膜	44,215,216,219,226
細胞膜受容体	160,227
サイロキシン	167
杯細胞	27
左脚	72
左心室	68
左心不全	75
左心房	68
作用効果	235
作用点	226
サルコメア	123
酸	115
酸塩基平衡	59,107,108
酸化	233
残気量	55
三叉神経	149,150
三尖弁	68,69
酸素	52,53,92,94,96,190
酸素解離曲線	91,92,93
酸素分圧	80,91,92
三大栄養素	37,38
酸味	207

し

視覚	198,199
視覚前野	200
視覚野	144,145
耳下腺	20
耳管	201
色素上皮細胞	199
子宮	186,187,194
糸球体	112,113,234
糸球体濾過量	113,114
子宮内膜	187
軸索	127,139,141,142
刺激伝導系	72
視交叉	200
自己複製能	88
視細胞	199
脂質	37,44,45,65,86,226
脂質二重層構造	216,227

視床	143	常染色体	182
視床下部	143,158,163,164,165,178	上大静脈	62,68
耳小骨	201	小腸	19,26
糸状乳頭	207	上腸間膜静脈	33
茸状乳頭	207	小腸上皮細胞	27
視神経	149,150,200	小脳	143,146
耳石	204	上皮小体	159,168
脂腺	133	小胞体	215
膝蓋反射	148	情報転換型	227
シナプス	128,139,140	情報伝達	127
ジヒドロテストステロン	176	静脈	63,65
脂肪細胞	159	静脈管	191
脂肪酸	44	静脈血	53
脂肪組織	193	初回通過効果	231
射精	184	食道	19,20
集合管	112,115	食道相	21
収縮期	77	食道裂孔部	21
収縮期血圧	67	食物繊維	40
自由神経終末	209,210	女性ホルモン	177
重炭酸イオン	59,94,107,108	触覚	209
十二指腸	19,30,159	自律神経	138,147,149,198
終板	127,128	心筋	72,122
絨毛	26,27	心筋梗塞	77
主細胞	23	神経筋接合部	127,128
主作用	236	神経系	138,158
樹状突起	139	神経節細胞	199
受精	186,187	神経伝達物質	140,158
出産	194	神経内分泌	158,164
受動輸送	219,231	神経ペプチド	210
授乳	194	腎血漿流量	113
主要元素	39	人工透析	109
受容体	140,158,217,226	心室	68,71,73
シュワン細胞	139	心室拡張期	69,70,73
循環	78	心室筋	73
循環器系	62	心室収縮期	69,70,73
消化	18	心周期	70
松果体	159	腎小体	111,112
上気道	54	腎髄質	110,111
上行性伝導路	147	腎乳頭	110
小十二指腸乳頭	25,30	腎皮質	110
脂溶性	38,217,219,227,233	心臓	68,70,72,75,159

腎臓	106,110,116,159
腎単位	111
伸展受容器	58
心電図	73
浸透	219
浸透圧	66,81
腎排泄	234
心拍出量	67,71,75
心拍数	71
真皮	132,133
腎皮質	110,111
深部感覚	198
心不全	75
心房	68,71
心房筋	73
心房収縮期	70,73
心房性ナトリウム利尿ペプチド	116,159

す

膵液	25,30
髄腔	87,131
髄鞘	139,142
水素イオン	92,94
膵臓	19,30,159
錐体	199
膵島	31
水平細胞	199
水溶性	38,217,220,233
スクロース	40
頭痛	15
ステロイドホルモン	160,161,175
滑り込み現象	126

せ

精原細胞	176,182,183
精細胞	176
精子	175,176,182,183,184,186
性周期	177,186
成熟卵胞	187
性腺刺激ホルモン	175,177
性染色体	182

精巣	159,175,176,178
精巣上体	184,185
成長ホルモン	164,165
精嚢	185
性反射	185
性ホルモン	175,178
赤色骨髄	87
脊髄	138,143,147,154
脊髄神経	138,151
脊髄神経節	147,151
脊髄反射	148
セクレチン	24,25,159
舌咽神経	149,150,208
舌下神経	149,150
舌下腺	20
赤血球	52,86,87,89,91,95,100,116
接合子	187
セルトリ細胞	176
セロトニン	140,210
前下行枝	76
前根	147,151
染色質	215
染色体	215
仙髄	29,143,147,184
前庭	201
前庭階	202
前庭感覚	198
前庭神経	203
蠕動運動	21,22,26
前頭連合野	145
全肺気量	55
前半規管	203
前負荷	73
腺房	193
腺房細胞	30,31
前毛細血管括約筋	64
線溶	100,101
前立腺	175,185

そ

総肝管	34

双極細胞	199
造血因子	88
造血幹細胞	87,88,89,102
造血機能	129
桑実胚	187
僧房弁	68,69
創薬	237
束状帯	169
促進拡散	219,220,231
側頭連合野	145
組織液	66
咀嚼	18,20
ソマトスタチン	31,164,173

た

第一減数分裂	183
体液	107
体温	134
体温調節	64,132,134
体細胞分裂	223
胎児	188,190
胎児期	188
胎児循環	190,191
代謝	32,41,42,44,167,230,232,233
大十二指腸乳頭	25,30
体循環	62
代償	59
体性感覚	198,209
体性感覚野	145,200
体性神経	138,198
大腸	19
大動脈	62,67,68
大動脈弁	68,69
第二減数分裂	183
第二次性徴	176
大脳	118,143,144
大脳動脈輪	78
大脳皮質	144,145
胎盤	190,191
対立遺伝子	95
脱分極	74,221

多糖類	40
多分化能	88
単球	86,89,98
短骨	129
炭酸脱水酵素	94
胆汁	25,32,34,96,234
胆汁酸	35,44,45
単純拡散	219,231
炭水化物	37,40,41
男性ホルモン	176
担体	220
単糖類	37,40
胆嚢	19,34
たんぱく質	37,42,43,65,81,86,214

ち

チトクロームP-450	233
着床	187
チャネル	140,217,220,231
中耳	201
中心体	215
中心静脈	87
中心静脈洞	87
中心動脈	87
中枢神経	138,143
中枢神経系	198
中性脂肪	44
中脳	143,146,154
中膜	63
聴覚	198,201
聴覚野	145
長管骨	129
腸肝循環	35
腸管粘膜	231
腸間膜動脈	79
聴神経	149,150
腸相	24
腸内細菌叢	28
聴毛	202
跳躍伝導	142
直腸	19,28

チロシンキナーゼ……………………227

て

低酸素性肺血管収縮反応………………80
デキストリン…………………………40,41
テストステロン………………………176,178
電解質…………………………………86,108
電解質コルチコイド…………………169,170
デンプン………………………………40,41

と

動眼神経………………………………149,150
動悸………………………………………14
糖質………………………………………40
糖質コルチコイド……………163,169,170
導出動脈…………………………………87
糖新生……………………………………170
頭相………………………………………24
糖たんぱく………………………………218
頭頂連合野………………………………145
洞房結節…………………………………72,73
動脈………………………………………63,67
動脈管……………………………………191
動脈血……………………………………53,62
動脈弁……………………………………69
等容性弛緩期……………………………70,73
等容性収縮期……………………………70,73
投与ルート………………………………229
ドーパミン………………………………171
特殊感覚…………………………………198
トランスフェリン…………………………97
トリグリセリド……………………………44
トリプシン…………………………………43
トリペプチド………………………………43
トリヨードサイロニン……………………167
トロポニン…………………………………125
トロポミオシン……………………………125
トロンボポエチン…………………………88

な

内括約筋…………………………………185

内肛門括約筋……………………………29
内呼吸……………………………………52
内耳………………………………201,203
内臓感覚…………………………………198
内臓循環…………………………………79
内臓脂肪症候群…………………………48
内尿道括約筋……………………………118
内皮細胞…………………………………113
内分泌系…………………………………158
内分泌細胞………………………………23
内分泌腺…………………………………30
内膜………………………………………63
NK細胞…………………………………89,99
ナトリウムイオン
…65,74,107,114,115,128,141,169,220,221
ナトリウム-カリウムポンプ……………220
軟口蓋……………………………………20

に

苦味………………………………………207
二酸化炭素………………52,53,59,64,65,78,92,94
二次止血…………………………………101
二次精母細胞……………………………176
二重支配…………………………………152
二尖弁……………………………………68,69
二糖類……………………………………40
乳化………………………………………34,44
乳管洞……………………………………193
乳腺………………………………………193,194
ニューロン………………………………127,139
尿管口……………………………………106
尿細管……………………………………111,112
尿素………………………………………115
尿道………………………………………106
尿道海綿体………………………………184,185
尿道球腺…………………………………185
妊娠………………………………………175,188

ね・の

ネガティブフィードバック………………162,163
ネフロン…………………………………111

粘液	24
脳	138, 143
脳幹	58, 143, 146
脳死	146
脳循環	78
脳神経	138, 149, 151
能動輸送	219, 220, 231
濃度勾配	66, 219
ノルアドレナリン	140, 153, 171, 172

は

肺	93
肺活量	55
肺気量	55
肺サーファクタント	189
胚子期	188
胚子前期	188
肺循環	62
肺静脈	53, 62, 68
肺静脈血	53
排泄	29, 230, 232, 234
肺動脈	52, 62, 68
肺動脈圧	80
肺動脈血	53
肺動脈弁	68, 69
排尿	118
肺胞	53, 54, 62, 80, 93, 94
胚胞	187
排卵	177, 186
白質	147
拍出期	71, 73
拍出量	71
拍動	70
破骨細胞	130
バソプレシン	116, 165
白血球	86, 98
ハバース層板	131
パラソルモン	116, 168
半規管	201, 203, 204
半透膜	66

ひ

皮下組織	132, 133
非競合的アンタゴニスト	228
非経口薬	229
皮質骨	131
微絨毛	26, 27, 208
脾静脈	33
ヒス束	72
ヒスタミン	23, 98, 210
脾臓	87, 100, 189
ビタミン	38
左冠状動脈	76
必須アミノ酸	42
泌尿器	106
避妊法	186
非必須アミノ酸	42
皮膚	132, 198
皮膚感覚	198
非ヘム鉄	96
表在感覚	198
標的器官	158, 230
表皮	132, 133
微量元素	39
ビリルビン	35, 97

ふ

ファーター・パチニ小体	209
ファーター乳頭	25, 30
フィードバック調節系	162
フィブリン	101
フェリチン	96
腹腔動脈	79
副交感神経	138, 152, 154
副甲状腺	159, 168
副甲状腺ホルモン	168
副細胞	23
副作用	236
副腎	159, 169
副神経	149, 150
副腎髄質	169

副腎髄質ホルモン	171	膀胱	106,118
副腎性アンドロゲン	169	房室結節	72,73
副腎皮質	163,169,175	房室束	72,73
副腎皮質刺激ホルモン	163,164,165	房室弁	69
副腎皮質刺激ホルモン放出ホルモン	163	ボウマン腺	206
副腎皮質ホルモン	169	ボウマン嚢	112
浮腫	16,82	ボーア効果	92
不随意筋	122	母細胞	223
ブドウ糖	40	ポジティブフィードバック	162
プラスミン	101	母体	192
フランク・スターリングの法則	71	勃起	184
振子運動	26	骨	129,131
プルキンエ線維	72	ホメオスタシス	10
フルクトース	40	ポリペプチド	24,43
ブローカ野	145	ホルモン	116,158,162,173,194
プロゲステロン	175,177,178,190,193,194	ポンプ	217
プロスタグランジン	194	ポンプ作用	70
プロラクチン	164,165,194		
分圧差	53	**ま**	
分極	221	マイスネル小体	209
分節運動	26	膜消化	26
分布	230,232	マクロファージ	97,98
噴門腺	23	マスト細胞	210
		末梢化学受容器	58
へ		末梢神経	138,198
平滑筋	122	マルターゼ	41
平衡感覚	198,201,203	マルトース	40,41
平衡斑	203,204		
壁細胞	23	**み**	
ペプシノーゲン	24	ミオグロビン	93
ペプシン	24,43	ミオシン	125,126
ペプチダーゼ	43	ミオシンフィラメント	123,124,125,126
ペプチドホルモン	160,161	味覚	198,207
ヘム鉄	91,96,97	味覚神経	208
ヘモグロビン	35,52,91,94,96	右冠状動脈	76
ヘルパーT細胞	99	味孔	208
扁平骨	129	味細胞	208
ヘンレループ	112,115	ミセル化	44
		ミトコンドリア	46,124,215
ほ		ミネラル	38,129
抱合	233	味蕾	207,208

む・め・も

無機質 ……………………………… 38
むくみ ……………………………… 16,82
無髄線維 …………………………… 142
娘細胞 ……………………………… 223
迷走神経 ………………… 149,150,208
メタボリック症候群 ……………… 48
めまい ……………………………… 16
メラトニン ………………………… 159,162
メルケル小体 ……………………… 209
免疫 ………………………………… 132,216
毛細血管 ………………… 63,64,65,66,80,134
網状帯 ……………………………… 169
網膜 ………………………………… 199
モデリング ………………………… 130
モノグリセリド …………………… 44
門脈 ………………………………… 33,79,231

や・ゆ・よ

薬物動態 …………………………… 230,235
薬力学 ……………………………… 235
有郭乳頭 …………………………… 207
有糸分裂 …………………………… 223
有髄線維 …………………………… 142
有毛細胞 …………………………… 204
幽門腺 ……………………………… 23,159
遊離型 ……………………………… 232
輸送体 ……………………………… 231
溶血 ………………………………… 95
葉状乳頭 …………………………… 207
腰髄 ………………………………… 143,147
ヨード ……………………………… 166
予備吸気量 ………………………… 55
予備呼気量 ………………………… 55

ら

ラクトース ………………………… 40
卵円孔 ……………………………… 191
卵黄嚢 ……………………………… 189
卵管 ………………………………… 186,187
卵形嚢 ……………………………… 203,204
ランゲルハンス島 ………………… 31,173
卵原細胞 …………………………… 182,183
卵子 ………………………………… 182,183
卵巣 …………………… 159,175,178,186,187
ランビエ絞輪 ……………………… 139,142
卵胞 ………………………………… 175,186
卵胞期 ……………………………… 177
卵胞刺激ホルモン ………………… 165,178
卵胞ホルモン ……………………… 177

り

リガンド …………………………… 160,226
リソソーム ………………………… 215
立毛筋 ……………………………… 134
リパーゼ …………………………… 34,44,45
リボソーム ………………………… 215
リモデリング ……………………… 130
リン酸 ……………………………… 46
リン酸塩 …………………………… 108,116
リン酸カルシウム ………………… 130
リン脂質 …………………………… 216,217
リンパ液 …………………………… 62,65,81
リンパ器官 ………………………… 81
リンパ球 …………………………… 86,98
リンパ系幹細胞 …………………… 88
リンパ節 …………………………… 81

る・れ・ろ

ルフィニ小体 ……………………… 209
レニン ……………………………… 117
レニン-アンジオテンシン-アルドステロン系 … 117
濾過 ………………………………… 234
濾胞細胞 …………………………… 166
濾胞傍細胞 ………………………… 167

監　修

加藤　尚志（かとう たかし）

　早稲田大学・教育・総合科学学術院教授。1980年早稲田大学教育学部理学科生物学専修卒業、1982年早稲田大学大学院物理及応用物理学専攻博士前期課程修了、1997年博士（理学）。以後20年間、キリンビール（株）医薬探索研究所、医薬開発研究所にて血液学（造血因子・造血制御）、がん領域創薬の基礎および開発研究に従事。2002年より現職。おもな専門は、実験血液学、分子生理学。
　この間、1982年東京大学医学部研究生、1985-89年University of California, Santa Barbara環境ストレス研究所 研究員、2005-2008年慶應義塾大学医学部訪問教授、2010-2016年静岡大学創造科学技術大学院客員教授。

南沢　享（みなみさわ すすむ）

　東京慈恵会医科大学・細胞生理学講座教授。1984年弘前大学医学部卒業。約9年間小児科で臨床医療に従事した後、生理学・分子生物学の基礎研究に従事する。鶴見大学生理学助手、University of California, San Diego医学部ポストドクトラルリサーチャー、東京女子医大心臓血圧研究所特任助手、横浜市立大学生理学第1講座講師、助教授、早稲田大学先進理工学部生命医科学科教授を経て、2012年より現職。おもな専門は発達心血管生理学。

【イラスト】
　浅野仁志
　今崎和広
　内山洋見
　株式会社レンリ
　飛田　敏
　松本　剛
　有限会社彩考
　クリエイティブラボ
　本書の図版の一部はZygote Anatomyを使用し作成した。

【本文フォーマット作成】
　株式会社スペース・ユー（佐藤正久）

【本文レイアウト・DTP】
　ニシ工芸株式会社

【執筆協力】
　Fineplace（小川和宏、渡部悦子）

【編集】
　小学館クリエイティブ（尾和みゆき）
　春日順子

本書に関する正誤等の最新情報は下記の URL でご確認下さい。
http://www.seibidoshuppan.co.jp/support/

※上記 URL に記載されていない箇所で正誤についてお気づきの場合は、書名・発行日・質問事項（ページ数等）・氏名・郵便番号・住所・FAX 番号を明記の上、郵送か FAX で成美堂出版までお問い合わせ下さい。
※電話でのお問い合わせはお受けできません。
※ご質問到着確認後10日前後に回答を普通郵便またはFAXで発送いたします。

いちばんやさしい 生理学

2021年4月30日発行

監　修　加藤尚志　南沢　享

発行者　深見公子

発行所　成美堂出版
　　　　〒162-8445　東京都新宿区新小川町1-7
　　　　電話(03)5206-8151　FAX(03)5206-8159

印　刷　株式会社フクイン

©SEIBIDO SHUPPAN 2015　PRINTED IN JAPAN
ISBN978-4-415-32071-7

落丁・乱丁などの不良本はお取り替えします
定価はカバーに表示してあります

- 本書および本書の付属物を無断で複写、複製（コピー）、引用することは著作権法上での例外を除き禁じられています。また代行業者等の第三者に依頼してスキャンやデジタル化することは、たとえ個人や家庭内の利用であっても一切認められておりません。